U0048163

整脊塑身DIY

每天1分鐘，讓你變瘦、變美、變年輕！

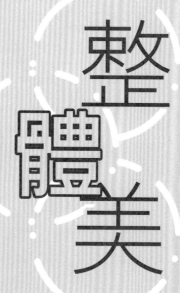

整體之美

日本整脊治療師
健康運動指導師 谷玉惠

「骨盆」和「脊椎」的歪斜變形
讓你的身材走樣、加速老化！

人不管活到幾歲，都希望自己能一直保持年輕和美麗。然而想歸想，不少人對於自己身體各處機能的日漸衰老卻無計可施，最後往往只好放棄。

當然，隨著年齡增加，如果放任不管，不好好照顧身體，很容易出現各種不適、皮膚失去彈性、體型也整個走樣。但事實上，只要我們對身體多加注意，養成每天維持的良好習慣，就能獲得理想的體態。

要達到這個目標，關鍵就在骨盆和脊椎。

我們在日常生活中一些重複的行為、動作和不良姿勢，都會導致身體的歪斜，其中最容易歪斜變形的部位就在骨盆和脊椎。一旦這兩處產生了歪斜，身心都會受到各種惡性影響，加速老化。

但反過來說，只要骨盆和脊椎恢復正常狀態，身體狀況也會隨之好轉。因此，藉由調整骨骼，確實能讓身體從深處開始活化、精力湧現。

現在，就試著用「身體重塑整脊法」來矯正歪斜、消除不適，恢復十年前美麗緊實的身材吧！

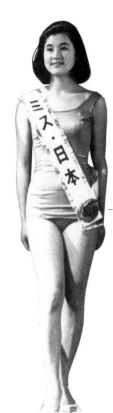

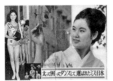

作者十九歲時，代表日本參加
國際小姐選美。當時身高166公
分，體重54公斤，三圍：82、
59、87公分 (32、23、34吋)

說到調整骨骼，很容易聯想到整骨師用手「一邊把骨頭弄得喀啦喀啦響，一邊矯正身體的歪斜和偏移」。但「身體重塑整脊法」是和這種既定印象完全不同的自我整脊技巧，只要重複練習簡單的姿勢和動作持續一分鐘左右，就能給予骨盆和脊椎直接的刺激，並適度鍛鍊肌肉。

「身體重塑整脊法」的特徵，是由兩種類型的整脊體操構成，「矯正歪斜」的部分可以將全身的

運用「身體重塑整脊法」
重返十年前的年輕體態！

促進血液循環

↓

改善膚質、
提升內臟機能

矯正歪斜

↓

姿勢變美、
減輕疼痛和僵硬

增強代謝

↓

變成易瘦
不易胖的體質

歪斜狀況調整正常；「消除不適」的部分則能改善歪斜導致的身體和皮膚問題，以及易胖體質。在本書中我們將以「矯正歪斜」為主，搭配進行「消除不適」的練習，但也可以視個人的身體狀態和目的自由調配比例。

　　另外，書中依照身體歪斜的類型來編排，以便讀者根據自己的需求進行量身打造的整脊體操。只要在每天的生活中好好練習，並持之以恆，身體一定會如下所述出現令人欣喜的變化。這些變化就是身體年輕十歲、永遠保持良好狀態的祕訣所在。

調整女性荷爾蒙的
平衡

↓

改善女性特有的
失調症狀

調整自律神經的
平衡

↓

提升內臟機能、
強化抗壓性

現在的作者，身高166公分，體重52公斤，三圍：84、65、89公分（33、25、35吋），仍大致維持十九歲時的體型。

CONTENTS

如何充分運用這本書

由第16頁起的檢測可得知自己身體的歪斜類型，接下來書中將根據個別的矯正目的來介紹整脊體操，依需求搭配練習這些效果不同、針對不同部位加強的姿勢和動作，能夠獲得更好的成效。

整脊體操的效果

說明在練習這個動作和姿勢以後，可達到的效果。

整脊體操的分類

顯示這個整脊體操的目的是屬於「矯正歪斜」或是「消除不適」。

Point

提示在練習這個姿勢或動作時的要訣，或應該特別注意的事項。

整脊體操的名稱

整脊體操的連續照片

從開始的基本姿勢一直到結束的一連串動作，用連續照片的方式讓讀者確認。

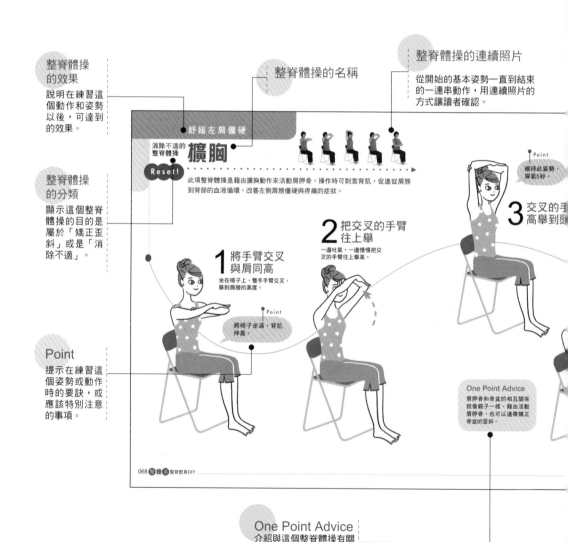

舒緩左肩僵硬

消除不適的整脊體操
Reset!

擴胸

此項整脊體操是藉由擴胸動作來活動肩胛骨。操作時可刺激背肌，促進從肩膀到背部的血液循環，改善左側肩膀僵硬與疼痛的症狀。

1 將手臂交叉與肩同高

坐在椅子上，雙手手臂交叉，舉到肩膀的高度。

Point
將椅子坐滿，背肌伸直。

2 把交叉的手臂往上舉

一邊吐氣，一邊慢慢把交叉的手臂往上舉高。

3 交叉的手高舉到頭

Point
維持此姿勢，屏氣5秒。

One Point Advice
肩胛骨和骨盆的相互關係就像親子一樣。藉由活動肩胛骨，也可以連帶矯正骨盆的歪斜。

One Point Advice
介紹與這個整脊體操有關的實用資訊。

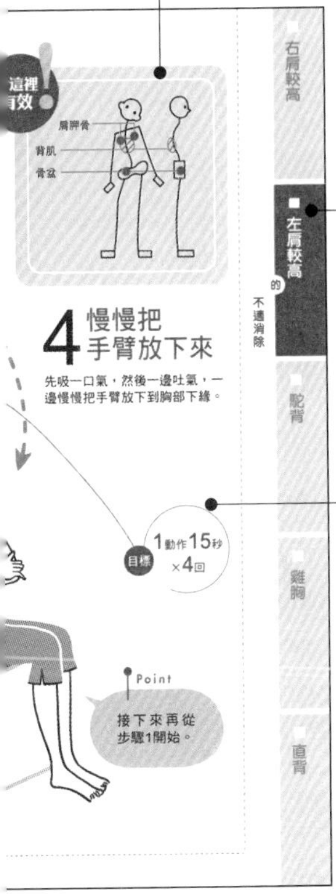

有效部位
的圖解

實行這個整脊體操
對身體哪個部位有
效，將其歪斜類型
用簡化的圖示來表
現。

索引

照歪斜類型區分，
方便讀者依自己的
情形查閱。

目標

說明一連串的動作
要以什麼樣的速度
和節奏進行。書中
整脊體操的設計，
大致都以1分鐘可
以完成為準。

※經由檢測若發現具
有兩種以上的歪斜情
況，請從每項所屬的
類型中，選擇對應
的體操來練習。

右肩較高

左肩較高
的
不遇消除

這裡
有效

肩胛骨
背肌
骨盆

配胃

難胸

適背

4 慢慢把
手臂放下來

先吸一口氣，然後一邊吐氣，一
邊慢慢把手臂放下到胸部下緣。

1動作15秒
×4回
目標

Point
接下來再從
步驟1開始。

使「身體重塑整脊法」更能提升加乘效果的

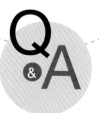

Q 通常一項整脊體操要做幾分鐘才夠？

A 整脊體操的流程都是1分鐘左右可以完成。藉由整脊體操給予身體上的刺激，並傳達到骨盆和脊椎以進行矯正，所的時間也只要1分鐘就夠了。想再多加練習的人，只要體力允許，多做幾次也沒關係。

Q 依身體狀況來設計的整脊體操，難道不能全都做嗎？

A 書中對於整脊體操是依五種歪斜類型，再區分「矯正歪斜」或「消除不適」兩種目的來介紹。當然，能全部實行是最好的，但還是建議以「矯正歪斜」為優先來進行練習，之後照自身需求選擇「消除不適」的體操自由搭配。能做的項目沒有上限。

Q 整脊體操什麼時間做最好？

A 基本上什麼時間都可以，但請避免在早上剛起床或飯後一小時內進行。

Q 屬於兩種以上的歪斜類型時，要選哪一種的矯正方式？

A 每項所屬類型的體操都要練習。因為歪斜矯正，是藉由體操讓骨盆漸漸回到原本正確的位置，有兩種以上歪斜情況的人，要同時加以矯正才能達到效果。

Q 超過負荷範圍的練習，具體來說是到什麼程度？

A 「稍微有點痠痛但感覺很舒服」，這種程度的練習是最好的。如果動作會導致激烈疼痛和感覺難受時，這項整脊體操就是超過了能負荷的範圍，請停止進行。

Q 當我們在練習體操時，動作要怎麼配合呼吸？

A 書中有需要配合呼吸方式的體操，也有不需要的。前者會在文字中對如何配合呼吸加以指示，沒有特別註明的只要用普通方式呼吸即可。另外，碰到「一邊吐氣一邊……」的指示時，是指在這個動作做完後吸氣。

為何走起路來
不像名模那麼好看？

「骨盆」和「脊椎」的
歪斜程度大體檢

骨骼歪斜是每個人都有可能發生的
各種骨盆與脊椎「歪斜類型」
的狀態與成因

同樣是骨骼歪斜，但依據歪斜的方式可以分為幾種類型。
為了進行最適切的矯正，首先來了解一下關於歪斜類型的知識。

歪斜的類型
可大致區分為十一種

就整脊的觀點來看，以骨盆為軸心，身體的歪斜有五種情況，每種又可分為偏左或偏右兩類，這十種類型再加上脊椎的歪斜，總共是十一種。以下來看看其個別的特徵。

■上下歪斜（兩種）
指骨盆中左右兩邊髖骨的高度出現偏差，有右高於左或左高於右兩種類型。原本當一邊髖骨往上高起時，由於肩胛骨和肩膀要取回平衡，身體會產生自然反應將髖骨壓回原位，但隨著肌肉日漸弱化，就無法自然矯正而導致歪斜。

■前後歪斜（兩種）
指骨盆在腹部兩側的骨頭位置出現歪斜，有右側髖骨向前突出（多半是斜向左前

方）或左側髖骨向前突出（多半是斜向右前方）兩種類型。這兩種歪斜類型，多半也會連帶引發上半身的歪斜。

■左右歪斜（兩種）
指骨盆從身體正中央往右或往左偏移的狀態。例如採取跪坐姿的時候，兩腳大拇趾之間的縫隙原本應該正對臀部尾骨中央，當有這兩種類型的歪斜時，就會偏向右側或左側。

■扭絞（兩種）
指骨盆像擰抹布一樣呈現扭絞狀態，多半是前述上下歪斜再加上前後歪斜所導致。通常右側髖骨較高的人，比較容易形成右側往前突出；然而扭絞的情況卻是右側髖骨較高，結果左側髖骨又向前突出。這是很難輕易矯正過來的歪斜類型。

■前後傾斜（兩種）
指從原本的位置來看，骨盆整體往前傾或

女性的歪斜類型
最多的就是這五種！

這十一種歪斜類型，都是由日常生活中各種不良動作、姿勢、走路方式等累積而來，是每個人身上都可能出現的問題，但對於肌力較弱、骨骼較纖細的女性來說，最容易產生的就是上下歪斜、前後傾斜、脊椎呈直線這五種。前後歪斜和左右歪斜只要在生活中多注意，往往就能改善，至於扭絞的類型則不是那麼常見。

以下的「身體重塑整脊法」即是特別針對女性常見的五種歪斜類型來進行矯正。立刻進行下一頁的檢測，看看自己屬於哪種歪斜類型，儘早開始練習整脊體操吧！

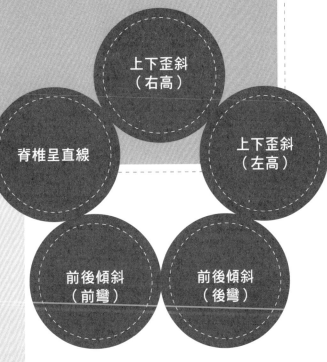

女性最常見的五種「歪斜類型」

往後傾的歪斜類型。當骨盆產生這兩種傾斜的時候，骶骨上方的脊椎和從髖關節延伸出去的腿骨形狀，都會受到影響。

■脊椎呈直線（一種）
指在骨盆位置沒有太大的歪斜，但從頸椎到腰椎之間的脊椎骨卻沒有呈現正常的S形彎曲，而是一直線狀態。本來應該是頸椎在前、胸椎向後方彎曲的和緩曲線不見了。

骨盆 & 脊椎
檢查

1

身體平衡檢測

在赤裸的狀態下，檢查自己身體的歪斜和姿勢。先閉上眼睛十秒鐘再開始進行，就能客觀地發現平常自己並未意識到的錯誤姿勢和歪斜情況。

Check Point **1**

首先正面朝向鏡前站立，閉上眼睛十秒鐘。然後張開眼睛，開始檢視自己左右兩邊的肩膀、乳頭、髖骨位置是否有高低不對稱的狀況。

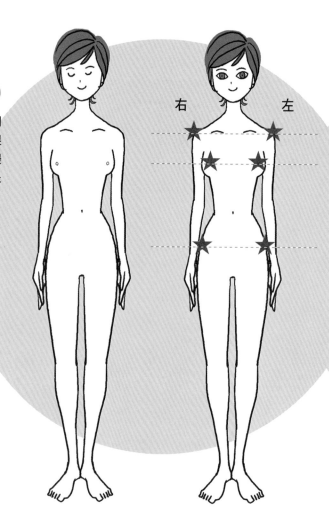

右　　　左

Check Point ②

接著，側面朝向鏡前站立，
閉上眼睛十秒鐘。張開眼睛
後，檢視自己的手指指尖垂
放在哪個位置。

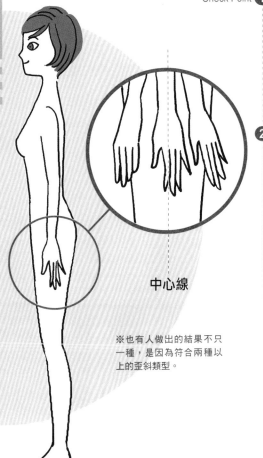

中心線

※也有人做出的結果不只
一種，是因為符合兩種以
上的歪斜類型。

診斷結果

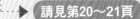
Check Point ①

右肩、右乳頭、右髖骨
位置高於左邊

上下歪斜（右高）類型

▶ **請見第20～21頁**

左肩、左乳頭、左髖骨
位置高於右邊

上下歪斜（左高）類型

▶ **請見第22～23頁**

②

手指指尖垂放在
大腿中心線前方

前後傾斜（後彎）類型

▶ **請見第24～25頁**

手指指尖垂放在
大腿中心線後方

前後傾斜（前彎）類型

▶ **請見第26～27頁**

手指指尖垂放在
大腿中心線上

脊椎呈直線類型

▶ **請見第28～29頁**

2 閉目步行檢測

這個檢測要在閉著眼睛的狀態下踏步前進。如果身體有歪斜情況，前進的方向會隨著步伐逐漸偏移。張開眼睛後，看看你到底站在哪個位置上？

進行檢測的方法

選擇一個沒有障礙物的寬廣空間，在地板上用膠帶貼出一個長寬各一公尺的正方形。站在正方形邊線上，閉起眼睛，保持抬頭挺胸慢慢向前踏出一百步。前進的時候，雙手要前後大幅擺動超過四十五度，腿抬起時也要達到腰部高度。走完一百步後，檢視一下從出發的起點到最後所在位置之間，呈現什麼變化。

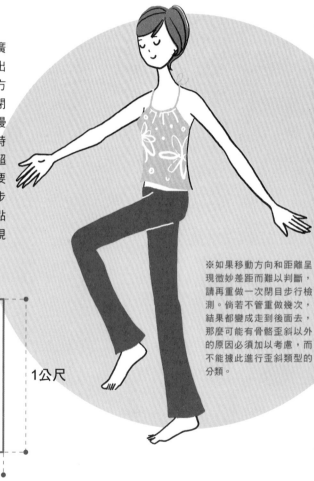

※如果移動方向和距離呈現微妙差距而難以判斷，請再重做一次閉目步行檢測。倘若不管重做幾次，結果都變成走到後面去，那麼可能有骨骼歪斜以外的原因必須加以考慮，而不能據此進行歪斜類型的分類。

1公尺

開始

1公尺

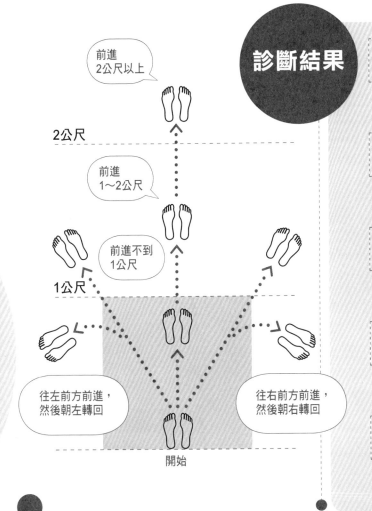

診斷結果

前進
2公尺以上

2公尺

前進
1～2公尺

前進不到
1公尺

1公尺

往左前方前進，
然後朝左轉回

往右前方前進，
然後朝右轉回

開始

從起點開始往左前方前進，
然後朝左轉回

上下歪斜（右高）類型

▶ 請見第20～21頁

從起點開始往右前方前進，
然後朝右轉回

上下歪斜（左高）類型

▶ 請見第22～23頁

從起點開始前進
距離不到1公尺

前後傾斜（後彎）類型

▶ 請見第24～25頁

從起點開始前進
距離超過2公尺以上

前後傾斜（前彎）類型

▶ 請見第26～27頁

從起點開始前進
距離1～2公尺

脊椎呈直線類型

▶ 請見第28～29頁

**對診斷結果
感到困惑時**

●當「身體平衡檢測」和「閉目步行檢測」做出不同結果時，表示具有兩種以上的歪斜情況，請從每項所屬的類型中選取對應的體操來進行矯正。

●當出現像「上下歪斜（右高）」和「上下歪斜（左高）」這樣相反的結果時，此時或許有第14頁所提到「扭絞」的可能性。請同時練習兩種類型的整脊體操。

「右肩較高」的人

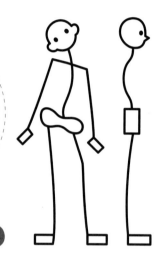

右肩較高的人
就像這樣！

■ 外觀特徵

- ・肩膀窄小
- ・體型纖細
- ・臀部扁平下垂
- ・膚色白

右肩較高的人大體來說都是肩膀較窄的纖細體型。因為沒什麼肌肉，一般而言身體欠缺彈性，臀部形狀也多呈扁平。這類型的人通常膚色偏白，是其特徵之一。

■ 骨盆、脊椎的特徵

- ・頭往右傾
- ・右肩、右腰位置較高
- ・用右腳支撐體重

右肩和右腰的位置高於左側是最大特徵，也有頭往右側傾斜的傾向。一般以為右半側較高的人多用左腳支撐體重，事實上正好相反，這類型的人必須以右腳來支撐體重，才能保持全身的平衡。

■ 性格傾向

- ・稍微神經質
- ・內向
- ・感情常表露在臉上

雖然內向，但與理性相較，還是具有感情優先的傾向。心裡想的事很容易就能從表情中看出來。由於內向也容易累積壓力，為了排遣壓力常不知不覺吃太多，引起腸胃毛病。

檢視自己的日常生活
是否有下列狀況

胸罩的肩帶往下滑
胸罩左側的肩帶常常容易從肩膀滑下。

領口偏一邊
穿大領口的上衣時，領口會偏向左邊，常常左側的胸罩肩帶會被看到。

皮包總是用右手拿
注意一下，會發現總是用右手來拿皮包，然後用空著的左手來提購物袋等重物。

鍊墜滑向一邊
項鍊的墜飾很容易往左邊滑過去。

裙子、褲子下襬左右的長度看起來不一樣
雖然左右的長度是一樣，但穿在身上看起來右邊就是比較短。

鞋底的右外側容易磨損
鞋底右外側的邊緣通常都最先磨損。

「左肩較高」的人

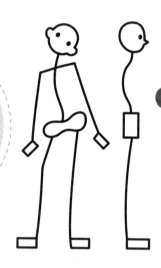

**左肩較高的人
就像這樣！**

■ 骨盆、脊椎的特徵

· 頭往左傾
· 左肩、左腰位置較高
· 用左腳支撐體重

和右肩較高的人相反，左肩和左腰
位置高於右側是其特徵，也有頭往
左側傾斜的傾向。左肩和左腰較高
的人如果用右腳支撐體重，很容易
往右側跌倒，因此必須以左腳來支
撐體重，才能保持全身的平衡。

■ 外觀特徵

· 體型豐腴
· 膚色白
· 圓臉給人可愛的印象

左肩較高的人多半有體型豐腴的傾
向，有張圓臉的人也很多，常給人
可愛的印象。和右肩較高的人相同
的是通常膚色偏白。

■ 性格傾向

· 活潑而積極
· 會說出心中所想的事

由於開朗活潑的性格，不論什麼事
都能積極投入。和右肩較高的人相
同的是，比起理性會以感情優先，
而心裡所想的事常常脫口而出，因
此不太會累積壓力。

檢視自己的日常生活
是否有下列狀況

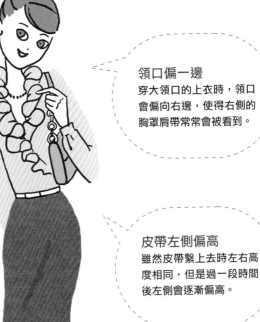

胸罩的肩帶往下滑
胸罩右側的肩帶常常容易從肩膀滑下。

領口偏一邊
穿大領口的上衣時，領口會偏向右邊，使得右側的胸罩肩帶常常會被看到。

肩包總是揹在左邊
總是用左肩來揹肩包，然後用空著的右手來拿傘、提購物袋等重物。

皮帶左側偏高
雖然皮帶繫上去時左右高度相同，但是過一段時間後左側會逐漸偏高。

裙子、褲子下襬左右的長度看起來不一樣
雖然左右的長度是一樣的，但穿在身上看起來左邊就是比較短。

鞋底的左外側容易磨損
鞋底左外側的邊緣通常都最先磨損。

前後傾斜（後彎）類型的你是

「駝背」的人

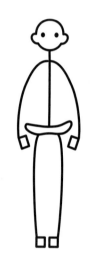

**駝背的人
就像這樣！**

■ 骨盆、脊椎的特徵

· 常常低著頭
· 背部拱成圓形
· 胸部一帶向後凹陷
· O形腿
· 走路內八字

由於骨盆向後傾斜，脊椎很容易也配合向後彎曲，而有背部拱成圓形的特徵。也因為骨盆較開，從髖關節連接的腿骨常會出現O形腿、內八字的傾向。

■ 外觀特徵

· 下半身肥胖
· 給人有魅力、可愛的印象

駝背的人常常給人有魅力、可愛的印象。因為下半身較胖的緣故，走路時有內八字傾向，舉止也常讓人覺得可愛。

■ 性格傾向

· 因為內向，行動上較消極
· 做事細心並井然有序
· 感情不容易外露

基本上是細心、有條理的人。由於性格內向，心裡的想法不太會表現出來，同時也不太會採取行動，屬於謹慎派。此外抗壓性較弱，情緒容易浮動。

檢視自己的日常生活
是否有下列狀況

胸罩常勒進皮膚
胸罩下緣常常勒得太緊，陷進皮膚，造成胃不舒服。

襯衫的肩線滑動
穿襯衫或線衫的時候，原本應該在肩膀上的肩線會滑到比較前面。

喜歡帆布包
在所有皮包種類裡，最喜歡帆布包。

皮帶的後緣往上跑
繫皮帶時雖然前後高度一樣，但過一段時間後側會偏高。

穿涼鞋或拖鞋時腳趾往前突出
穿著露趾的涼鞋或拖鞋時，腳會漸漸往前滑，結果腳趾超出鞋緣。就算鞋子買的大小剛剛好，最後腳跟的地方還是會多出一截。

鞋底的外側容易磨損
兩腳鞋底的外緣通常最先磨損。

前後傾斜（前彎）類型的你是

「雞胸」的人

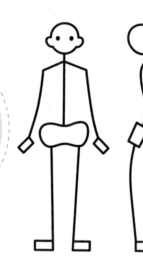

**雞胸的人
就像這樣！**

■ 外觀特徵

· 身體細長，大腿也細
· 臀部往後翹，形成小腹往前突

乍看之下像是芭蕾舞者一般姿勢良好，但由於上半身連帶的影響，讓小腹看起來外突。臀部上翹雖然很好，只是缺乏彈性，造成比較像是突出的視覺效果。

■ 骨盆、脊椎的特徵

· 下巴往上抬
· 胸部往前挺
· 腰部明顯彎曲，臀部有向後突出的感覺
· 走路外八字（兩腳腳尖朝外）
· 不太會低著頭

由於骨盆向前傾斜，脊椎很容易也配合向前彎曲。因為下巴往上抬，胸部往前挺，腰從側面可以看出明顯曲線。下半身為了支撐呈現這種線條的上半身，會出現腳尖向外的外八字傾向。

■ 性格傾向

· 不服輸
· 用橫衝直撞的方式努力
· 完美主義者
· 事情發展不順心時會生氣

具有強烈不服輸的性格，屬於一旦下了決定就會堅持到最後的拚命三郎。同時也是個完美主義者，所以事情的結果和自己的預想不符時，就會開始惱怒。

檢視自己的日常生活
是否有下列狀況

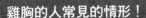

襯衫的肩線滑動
穿襯衫或線衫的時候，原本應該在肩膀上的肩線會滑到比較後面。

喜歡領口寬鬆的衣服
因為身體線條的關係，穿著合身或胸口較貼的衣服容易不舒服，因此喜歡寬鬆舒適的衣著。

飯後腰腹會覺得拘束
只要稍微吃多了一點，小腹就會跑出來，裙子的腰身和皮帶會有太緊的感覺。

穿細跟的鞋子會疲累
穿著細跟的鞋子時，下半身容易重心不穩地搖晃，因而感到疲累。

鞋底腳尖部分容易磨損
兩腳鞋底的腳尖部分通常最先磨損。

「直背」的人

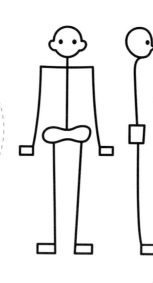

**直背的人
就像這樣！**

■ 外觀特徵

· 身高較高
· 肩膀看起來寬而厚實
· 身體曲線缺乏起伏

多半給人小臉、高躲、背部挺直的
瀟灑印象。不過雖然肩膀較寬，三
圍的曲線卻沒什麼起伏變化。

■ 骨盆、脊椎的特徵

· 脊椎呈一直線
· 身體僵硬

因為背部挺直，乍看給人姿勢非常
良好的印象，但其實頭、背部、腰
間時常處於緊張狀態，整個人的線
條看起來就是一直線。由於構成脊
椎的椎骨一節節都欠缺可動性，往
往讓身體變得僵硬。

■ 性格傾向

· 比起感情，會以理性優先
· 什麼事都要先思考
· 追求理想

比起感情，是會以理性為優先的類
型。不管做什麼事，都傾向先在腦
中思考過一遍。對事物會有明確的
見解，但同時也有對不能理解的事
物就不採取任何行動的一面。

檢視自己的日常生活
是否有下列狀況

胸罩的肩帶
會造成不舒服
胸罩的肩帶勒進肩膀，常常
得分神去注意，也造成不舒
服的感覺。

喜歡男性化的時尚風格
喜歡合身俐落的夾克和褲裝
等，經常如此穿著。

穿高跟鞋會疲累
穿著高跟鞋時身體會往前
傾，很難取得平衡因而感
到疲累，所以喜歡穿低跟
的鞋子。

使用領巾和圍巾等
會感到拘束
領巾和圍巾等把重點放在頭
頸部位的流行單品，使用起
來會稍微感到拘束。

上衣的下襬
很容易跑出來
塞在裙子或褲子裡的上衣下
襬，很容易就跑出來。

腰圍和臀圍不平衡
常常買了腰圍合身的裙子和
褲子，結果臀部的地方就顯
得太寬鬆了。

骨骼歪斜容易發生在女性身上

　　雖然男性和女性都有可能發生骨骼的歪斜，但女性身上卻是特別容易發生。最大的理由，在於女性的肌肉力量較弱。骨骼是由依附其上的肌肉來支撐的，當肌肉的力量較弱，支撐力也會變弱，骨骼因而容易產生歪斜。

　　此外，女性的身體為了能完成生產的任務，骨盆的恥骨聯結很容易分離，這也是加重骨盆歪斜的關鍵原因。歪斜的程度，小則二至三公厘，大則可達到一公分。

　　因此女性要預防、改善骨骼歪斜的情況，「提升肌力」可說是一大關鍵。

為什麼會形成歪斜？

「骨盆」和「脊椎」的
知識小百科

「脊椎」是樑柱，「骨盆」是地基

那麼堅硬的骨頭為什麼會歪斜呢？
為了瞭解其中的原理，首先來看看骨骼的構造吧。

從人類用兩隻腳走路開始就產生了歪斜

談到身體的歪斜為什麼會發生，若要說是從人類開始用兩隻腳走路所肇始的，並不為過。

人類用兩隻腳站立所連帶引起的變化包括下列情形：
● 有相當重量的頭部，變成由細細的脖子來支撐
● 拱形的脊椎彎曲成S形
● 用四肢走路時朝下的骨盆，變成朝向前方

和用四肢走路的時期相較，人類因站立而帶來巨大變化的部位之一，就是脊椎。

脊椎是支撐上半身的樑柱

通過身體中心的脊椎，毫無疑問是支撐沉重上半身的重要樑柱。

脊椎並不是一根骨頭，而是由許多稱為椎骨的骨頭像積木般堆疊而成，從上到下以頸椎（頭部的骨頭）、胸椎（胸部的骨頭）、腰椎（腰部的骨頭）、骶骨、尾骨的順序連接。

脊椎從側面看呈現S形的曲線，被稱為「生理性彎曲」。這個彎曲讓脊椎的受力能夠均勻分散，而得以支撐頭部的重量，並能順暢進行各種彎曲和伸展的動作。

骨盆是人體骨骼的中心

而支撐著脊椎的，則是可稱作人體骨骼中心的骨盆。

骨盆由骶骨、尾骨和左右髖骨（包含髂骨、恥骨、坐骨）所構成，是連結上半身和下半身的極重要部位，以房屋來比喻的話相當於地基。像是支撐上半身的重量，並吸收從腿部傳來的刺激和震動等，都是骨盆經常要負荷的任務。

再怎麼堅固的家屋，一旦地基崩塌也會變得脆弱不堪。同樣地，骨盆一旦歪斜了，影響會及於全身的骨骼，不僅引起僵硬和疼痛，骨骼所支撐並保護的各種臟器機能也會受到影響。

「骨盆」和「脊椎」的構造解析

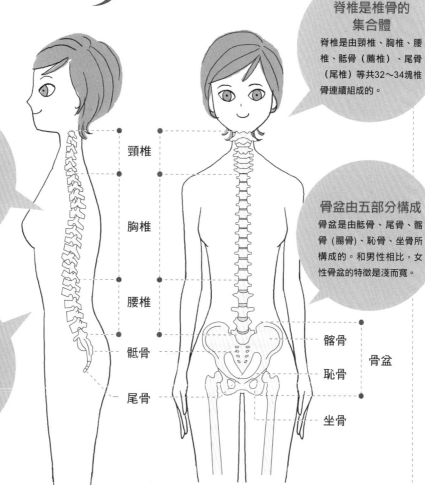

脊椎是椎骨的集合體
脊椎是由頸椎、胸椎、腰椎、骶骨（薦椎）、尾骨（尾椎）等共32～34塊椎骨連續組成的。

具有生理性彎曲
脊椎從側面看，呈現和緩的S形曲線，藉以支撐頭部重量，並能順利進行各種彎曲和伸展的動作。

骨盆由五部分構成
骨盆是由骶骨、尾骨、髂骨（腸骨）、恥骨、坐骨所構成的。和男性相比，女性骨盆的特徵是淺而寬。

以椎間盤為緩衝
為了減緩所承受的衝擊，並讓脊椎能夠自由活動，椎間盤是不可或缺的必要存在。

頸椎

胸椎

腰椎

骶骨

尾骨

髂骨

恥骨

坐骨

骨盆

「骨盆」和「脊椎」一旦歪斜，身心機能都會失衡

脊椎和骨盆的歪斜，為什麼會為身心帶來各種問題呢？
讓我們來探討歪斜和身體狀態的關連。

歪斜會讓血液循環惡化

關於歪斜對身體的影響，首先想到的是腰痛和肩膀僵硬吧。現代日本人有四成具有腰痛的毛病，有六成為肩膀僵硬所苦。

這種慢性的腰痛和肩膀僵硬，是指腰和肩膀周圍的肌肉過度緊繃、血液循環不良，無法好好支撐腰椎和頸椎，而出現疼痛和僵硬。當這個狀況長久持續下去的時候，肌肉的力量會變弱，於是歪斜便會產生。而歪斜會使周邊的血液循環惡化，延遲疼痛和僵硬的痊癒，讓症狀陷入更加嚴重的惡性循環。

歪斜是女性特有症狀的誘因

歪斜帶來的影響不只是疼痛和僵硬，歪斜造成的血流不順，也會使周邊的內臟機能惡化。

例如骨盆如果歪斜，骨盆周邊的子宮、腸胃、肝臟、腎臟等原本的正常機能都會受到阻礙，而容易出現生理不順、便祕、腸胃毛病、皮膚變得粗糙、浮腫等失調。因此當身體有部分血液循環不良時，全身的血液循環也將無法順暢，而引起冰冷和慢性疲勞等狀況。

而且身體狀況一旦不佳，也很難維持開朗積極的心情，常常垂頭喪氣、駝背的姿勢更助長了骨骼歪斜。倘若心肺機能也跟著惡化，陷入身心同時失調的最糟糕情況，也是有可能的。

歪斜真可怕……或許有人會這麼想，但歪斜其實是由每天一點一滴的累積所造成。積沙能成塔、滴水可穿石，各種身體失調也是彼此連帶引發的。右頁是歪斜會導致的身心症狀整理表，請一面看著圖表，一面試著想想自己在日常生活中，有哪些不良的生活習慣和動作。

歪斜引起的身心問題

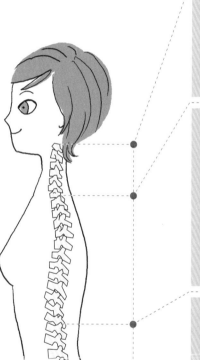

部位	症狀
頸椎 1 頸椎 2 頸椎 3 頸椎 4 頸椎 5 頸椎 6 頸椎 7	● 頭痛　　　　　● 落枕 ● 頭昏　　　　　● 肩頸僵硬疼痛 ● 失眠　　　　　● 上臂痛 ● 神經症　　　　● 肘部疼痛 ● 頸部疼痛　　　● 五十肩
胸椎 1 胸椎 2 胸椎 3 胸椎 4 胸椎 5	● 肩膀僵硬　　　● 指尖有麻痺感 ● 自律神經失調　● 五十肩 ● 心肺功能不佳　● 脈律不整
胸椎 6 胸椎 7 胸椎 8 胸椎 9 胸椎10 胸椎11 胸椎12	● 神經性胃炎　　● 腎臟功能不佳 ● 胃下垂　　　　● 疲勞 ● 肝臟功能不佳　● 浮腫 ● 無力感
腰椎 1 腰椎 2 腰椎 3 腰椎 4 腰椎 5	● 便祕　　　　　● 膝痛 ● 生理痛　　　　● 下肢疾病 ● 生理失調　　　● 坐骨神經痛 ● 腰痛
骨盤	● 生理失調　　　● 下肢縮短 ● 冰冷　　　　　● 自律神經失調 ● 薦髂骨關節痛　● 變換姿勢時會腰痛 ● 腰部無法伸展

矯正歪斜、提升肌力
是讓身心回復青春的祕密武器！

肌肉力量變弱的時候容易產生歪斜，而歪斜的出現又會讓肌肉更加弱化。
兩者的關係就像雞生蛋、蛋生雞一樣，將其導向良性循環就是變年輕的祕訣。

不經意的生活習慣
讓肌肉弱化

我們再複習一次關於身體的樑柱和地基
——脊椎和骨盆——的歪斜問題吧。

歪斜最大的原因在於支撐骨骼的肌肉力
量不足，而肌肉原本就會隨著年齡增長
逐漸衰弱，因此如果不做任何加強，就
會自然步上歪斜隨著年齡同步增加的命
運。

除此之外，還有其他導致肌肉衰弱的要
素，例如長期的運動不足、姿勢不良、
不規則的生活、過度肥胖、惡性減肥、
營養不均、壓力……等等。如果再加上
這些生活習慣，會促使肌力更加低下，
歪斜增生，最後讓身體老化的程度超過
實際年齡。

不論幾歲
提升肌力永不嫌遲

一度弱化的肌肉，就再也沒有變好的可
能嗎？絕非如此。任何年齡的人都可以
鍛鍊肌肉，只要持續做適切的體操，就
能幫助弱化的肌肉恢復正常，如果再加
上肌肉負荷範圍內的適度運動，甚至肌
肉量還會增加。

同樣的，已經歪斜的骨盆和脊椎要恢復
原狀也是可能的。只要肌肉能力提升，
就足以支撐歪斜的骨骼回到原本正常的
位置。要達到這個目的，最重要的是正
確掌握自己的身體狀態、骨骼歪斜狀
態，再針對歪斜進行對症下藥的矯正。

日積月累造成的歪斜，也必須每天持之
以恆才能加以改善並進一步預防。支撐
身體架構的骨骼和肌肉如果能獲得良好
維護，不論幾歲都可以重新找回年輕、
不變形的體態。

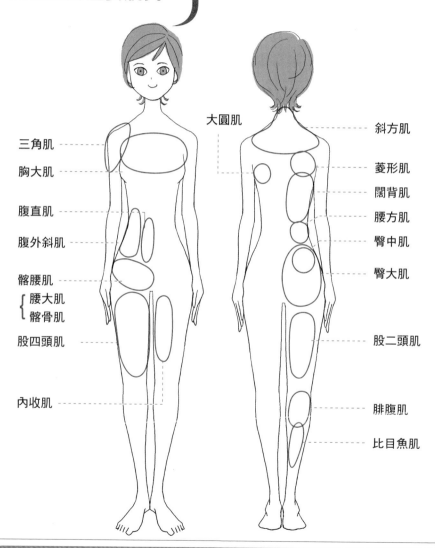

身體重塑整脊法
刺激到的主要肌肉

三角肌
胸大肌
腹直肌
腹外斜肌
髂腰肌
　腰大肌
　髂骨肌
股四頭肌
內收肌

大圓肌

斜方肌
菱形肌
闊背肌
腰方肌
臀中肌
臀大肌
股二頭肌
腓腹肌
比目魚肌

「提高重心」是美姿的基礎

「重心」指的是全身重量的中心點。重心一般位於骨盆的骶骨一帶，但如果腰部前彎或小腹突出會使重心位置向前，而駝背則會造成骨盆往下掉，重心隨之下移。

如果重心偏移到正常位置的前方或下方，不僅全身失去平衡，導致姿勢不良，而且腰部的負擔增加，也會變成誘發骨盆歪斜的原因。

因此減輕腰部負擔、美化姿勢的要點是「提高重心」。試著收縮小腹、伸直背肌，感覺身體的重心往上提，不僅看起來姿勢變好了，身體應該也會感到變輕鬆。

part 3

以身體重塑整脊法
徹底矯正右肩較高的
不良體態

這個單元的主角是……

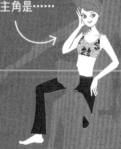

右肩較高的人
要如何整脊塑身、常保健美？

右肩較高的人容易出現的身心狀況

僵硬和疼痛 右肩較高的人由於右邊肩膀和骨盆上揚，身體右側的肌肉會過度使用。這種左右失衡的情況，往往容易引起慢性頸部僵硬、肩膀僵硬、腰痛。

身體狀況面 對於內臟、特別是腸胃，有造成負擔的傾向。稍微過食，就會有胃部消化不良或小腹外突的不適。心裡想的事不太會直接說出口，很容易累積壓力，是腸胃機能惡化的原因之一。

美容面 體力不好、肌力也弱，身體缺乏彈性是其特徵，也是看起來體型較為纖細的原因。由於腸胃機能差，比較容易長面皰。

首先，這些不良習慣要改正過來！

肩包習慣揹在右肩

如此將造成右肩上揚，應不時將肩包換揹左肩。

蹺右腳

如此將造成骨盆右側上揚，最好養成不蹺腳的習慣。

用右手拉公車吊環

用右手拉吊環時，身體右側全部都會往上提，並且是用右腳支撐體重。應不時改用左手握吊環。

左腳休息的站姿

站立時習慣用右腳支撐體重、左腳休息的姿勢，將會促使重心往右偏移。要改採兩腳平均分擔力量的站姿。

用整脊體操
重塑身體！

針對右肩較高的人
矯正歪斜與消除不適的
整脊處方！

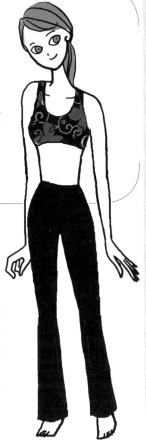

● **腸胃蠕動**
活動骨盆，舒緩腹部肌肉的緊張，藉
此提高腸胃運作機能。

→擺動臀部

● **右肩僵硬**
解除因右側肌肉經常處於緊張狀態，
所導致右肩的強烈僵硬感。

→提肩迴轉

● **壓力**
重複日常生活中所欠缺的輕快動作，
消除心中的負擔。

→四肢著地步行

● **臀部鬆弛**
藉由刺激下半身的動作提高肌力，緊
實鬆弛的臀部。

→單腳上提

● **面皰**
刺激腹部肌肉以提高腸胃機能，促進
血液循環和老廢角質的代謝。

→雙手張開

● **右肩、右側骨盆**
讓上揚的右肩和右側骨盆回到
原本的狀態，矯正頭往右傾、
用右腳支撐體重的不良習慣。

→手腳伸展－1
手腳伸展－2

矯正歪斜的整脊體操

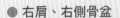

Reset!

消除不適的整脊體操

Reset!

矯正歪斜的
整脊體操

手腳伸展—1

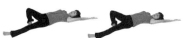

Reset!

此項整脊體操可矯正骨盆的上下歪斜，具有改善肩膀僵硬、腰痛、血液循環的功效。操作時將身體的左半側固定住，右膝往下拉，藉以運動肌肉，讓骨盆恢復原本狀態。

1 身體呈仰躺狀 左手往上舉

右腳膝蓋彎曲，腳掌貼在左膝內側。

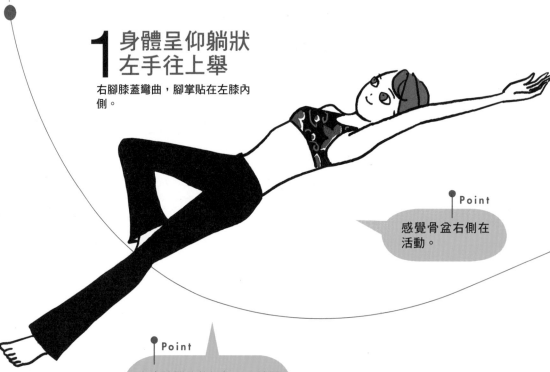

Point

感覺骨盆右側在活動。

Point

右邊髖關節整個打開。髖關節僵硬的人，只要做到有打開的程度即可。

對這裡
有效

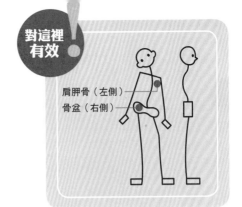

肩胛骨（左側）
骨盆（右側）

Point

要領是以骨盆為中心，左手和右膝像拔河般伸展。

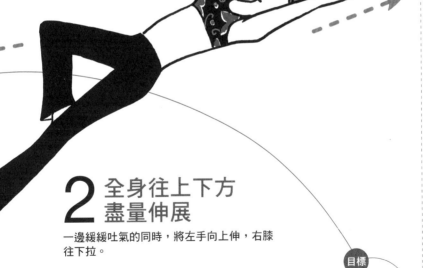

2 全身往上下方盡量伸展

一邊緩緩吐氣的同時，將左手向上伸，右膝往下拉。

目標

1動作3秒
×20回

矯正歪斜的
整脊體操

手腳伸展－2

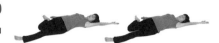

Reset!

此項整脊體操可矯正骨盆的上下歪斜，具有改善肩膀僵硬、腰痛、血液循環的功效。此外，骨盆上下歪斜的人，也很容易形成扭絞，增加骨盆的柔軟度可以預防歪斜和扭絞發生。

1 身體呈仰躺狀 左手往上舉

將右腳彎曲，膝蓋貼在左膝內側。

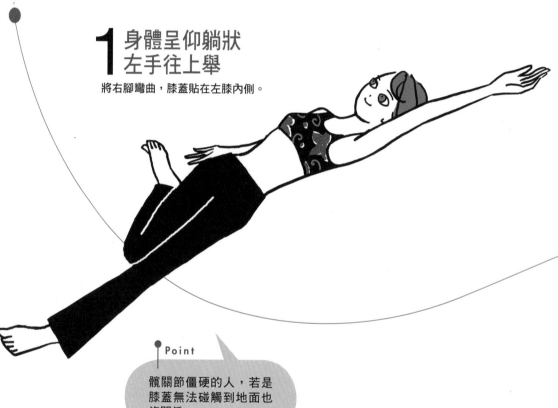

●Point

髖關節僵硬的人，若是膝蓋無法碰觸到地面也沒關係。

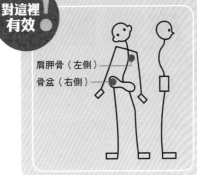

對這裡有效

肩胛骨（左側）
骨盆（右側）

Point

要領是以骨盆為中心，左手和右膝像拔河般伸展。

Point

感覺骨盆右側在活動。

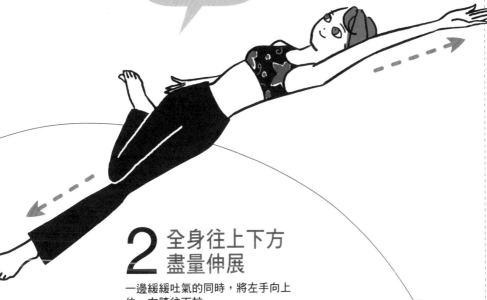

2 全身往上下方盡量伸展

一邊緩緩吐氣的同時，將左手向上伸，右膝往下拉。

目標

1動作3秒 ×20回

消除不適的整脊體操
擺動臀部

Reset!

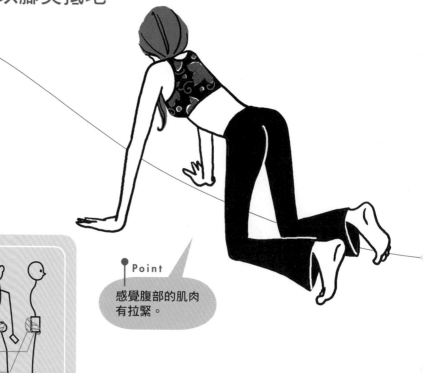

此項整脊體操採跪趴姿勢四肢著地，可放鬆腹部的肌肉。藉由擺動臀部刺激骶骨和尾骨，以矯正骨盆歪斜。同時震動可以刺激腸胃，胃的消化問題和小腹鬆弛都能獲得改善。

1 採跪趴姿勢四肢著地並以腳尖抵地

對這裡有效！

骶骨
尾骨
髂腰肌
臀大肌

Point

感覺腹部的肌肉有拉緊。

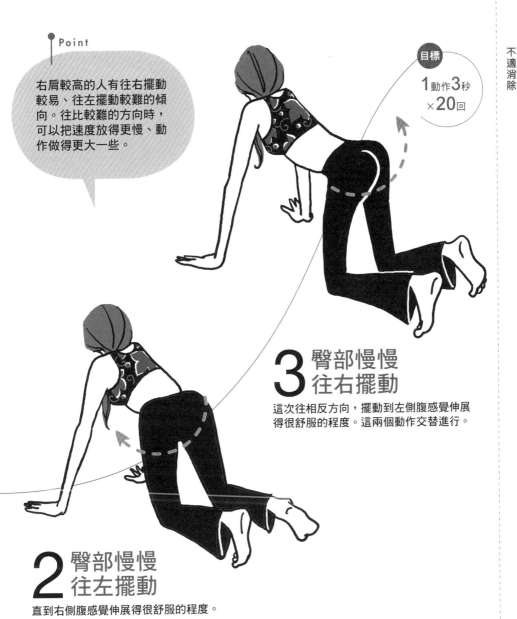

Point

右肩較高的人有往右擺動較易、往左擺動較難的傾向。往比較難的方向時，可以把速度放得更慢、動作做得更大一些。

目標

1動作**3**秒
×**20**回

3 臀部慢慢
往右擺動

這次往相反方向，擺動到左側腹感覺伸展得很舒服的程度。這兩個動作交替進行。

2 臀部慢慢
往左擺動

直到右側腹感覺伸展得很舒服的程度。

消除不適的
整脊體操

提肩迴轉

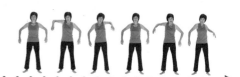

Reset!

此項整脊體操可消除肩膀僵硬。操作時左右平均地迴轉肩膀，不但可以促進整個肩膀的血液循環，也能矯正右肩上揚、頭往右傾的問題。

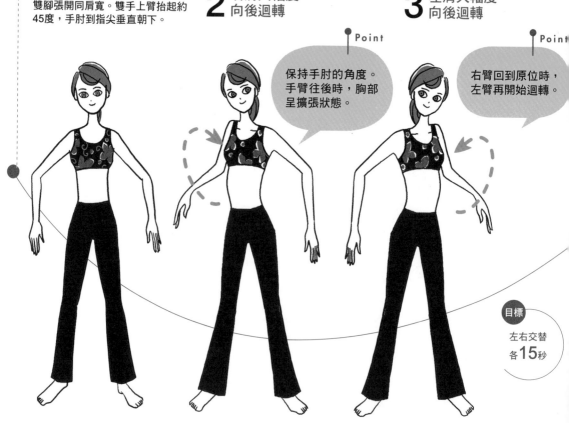

1 雙手呈衣架形狀

雙腳張開同肩寬。雙手上臂抬起約45度，手肘到指尖垂直朝下。

2 右肩大幅度向後迴轉

Point
保持手肘的角度。手臂往後時，胸部呈擴張狀態。

3 左肩大幅度向後迴轉

Point
右臂回到原位時，左臂再開始迴轉。

目標
左右交替
各**15**秒

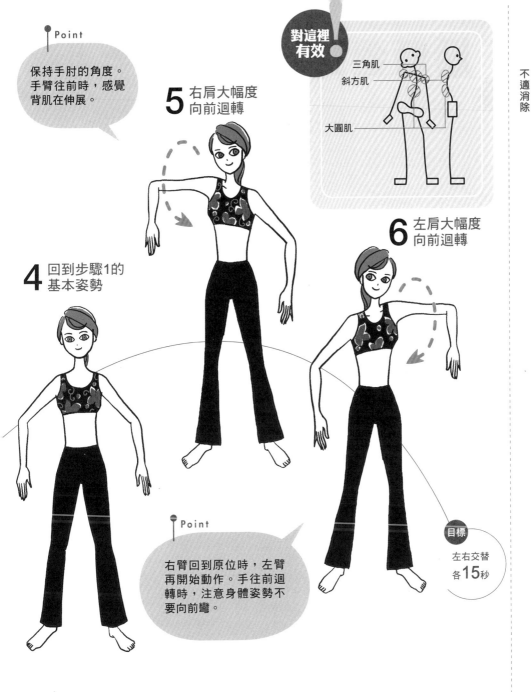

Point

保持手肘的角度。
手臂往前時，感覺
背肌在伸展。

5 右肩大幅度
向前迴轉

4 回到步驟1的
基本姿勢

6 左肩大幅度
向前迴轉

對這裡
有效

三角肌
斜方肌

大圓肌

Point

右臂回到原位時，左臂
再開始動作。手往前迴
轉時，注意身體姿勢不
要向前彎。

目標

左右交替
各**15**秒

四肢著地步行

消除不適的整脊體操

Reset!

此項整脊體操採頭部位置朝下的姿勢，有助於清除腦中的雜念，並藉由動作來宣洩壓力。以腰為起點的動作可以鍛鍊髂腰肌、安定骨盆。

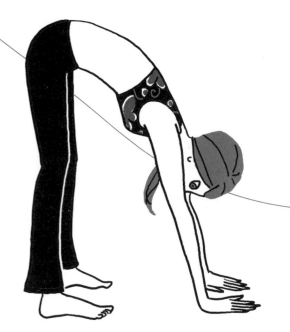

Point

> 膝蓋會彎曲的人，就算有些微彎曲也沒有關係。

1 雙腳張開與肩同寬 雙手觸地

將頭朝下、同時膝蓋不要彎曲，並以手掌接觸地面。

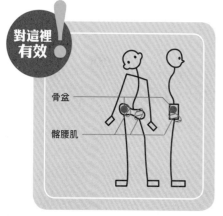

對這裡有效

骨盆

髂腰肌

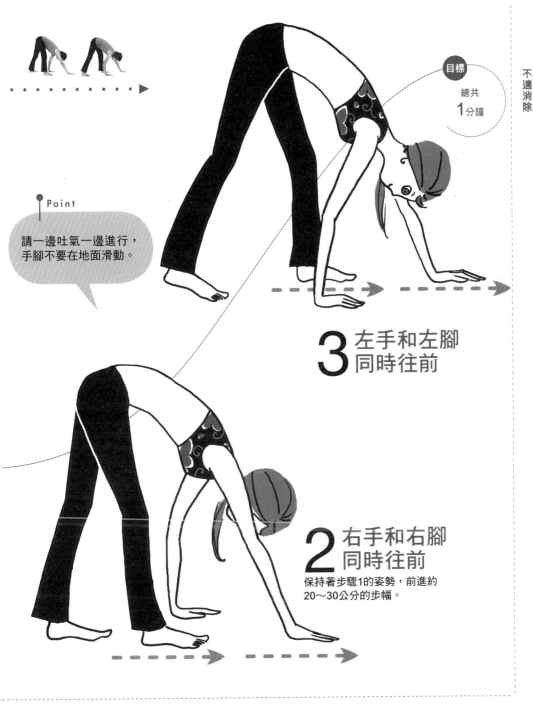

目標

總共
1分鐘

Point

請一邊吐氣一邊進行，
手腳不要在地面滑動。

3 左手和左腳
同時往前

2 右手和右腳
同時往前

保持著步驟1的姿勢，前進約
20～30公分的步幅。

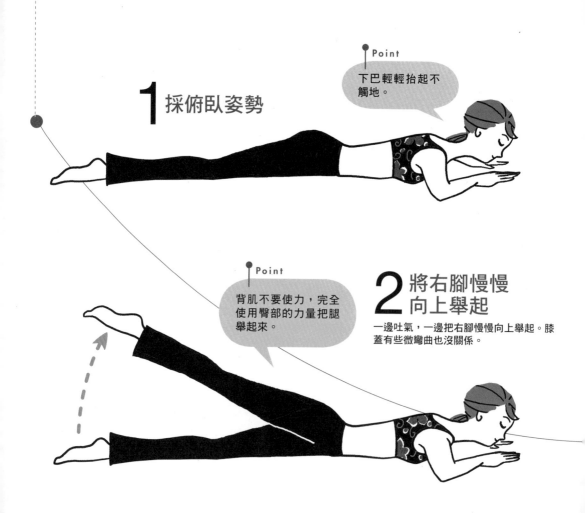

消除不適的
整脊體操

單腳上提

Reset!

臀部失去彈性，是由於缺乏肌力，也容易因此造成骨盆歪斜。鍛鍊臀部肌肉能夠安定骨盆，也可以迅速產生提臀效果。

Point
下巴輕輕抬起不觸地。

1 採俯臥姿勢

Point
背肌不要使力，完全使用臀部的力量把腿舉起來。

2 將右腳慢慢向上舉起

一邊吐氣，一邊把右腳慢慢向上舉起。膝蓋有些微彎曲也沒關係。

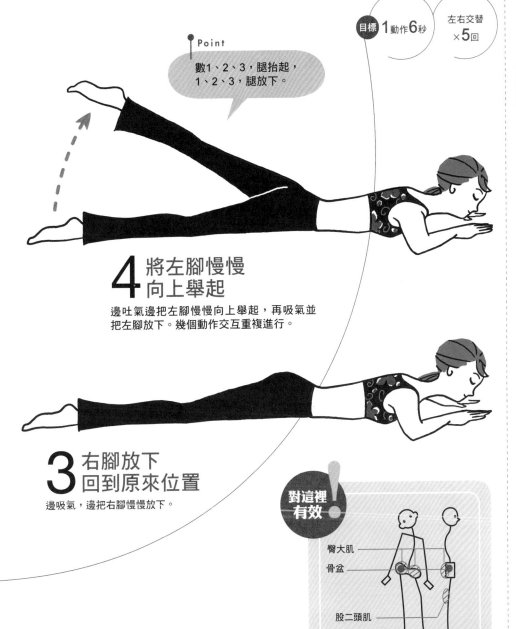

Point

數1、2、3，腿抬起，
1、2、3，腿放下。

目標 **1**動作**6**秒　左右交替 ×**5**回

4 將左腳慢慢向上舉起

邊吐氣邊把左腳慢慢向上舉起，再吸氣並
把左腳放下。幾個動作交互重複進行。

3 右腳放下回到原來位置

邊吸氣，邊把右腳慢慢放下。

對這裡有效！

臀大肌
骨盆
股二頭肌

消除不適的
整脊體操

雙手張開

Reset!

此項整脊體操是藉由給予腹部壓力，來促進腸胃的蠕動和血液循環。扭轉的動作將骨盆位置往後推，提高了骨盆的可動性，也能改善末梢血液運行，促進代謝，讓老廢物質更易排出。

1 雙手雙腳張開

Point

雙腳打開與肩同寬，雙手上舉從肩膀朝外張開約60度。

對這裡有效！

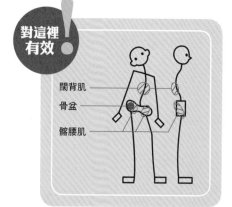

闊背肌
骨盆
髂腰肌

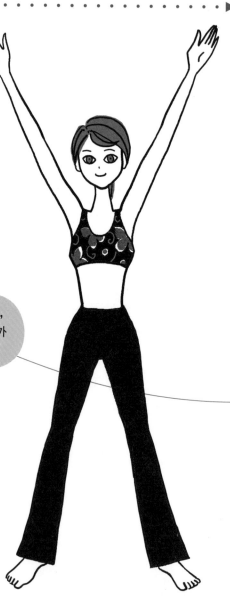

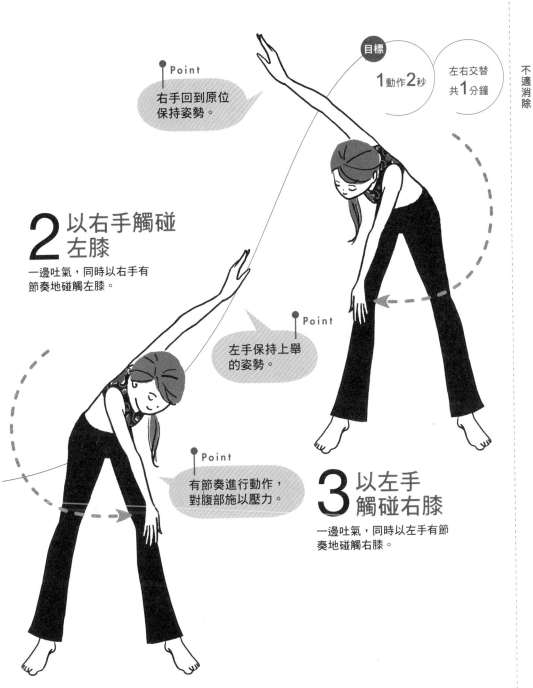

Point
右手回到原位保持姿勢。

目標
1 動作 2 秒
左右交替共 1 分鐘

2 以右手觸碰左膝
一邊吐氣，同時以右手有節奏地碰觸左膝。

Point
左手保持上舉的姿勢。

Point
有節奏進行動作，對腹部施以壓力。

3 以左手觸碰右膝
一邊吐氣，同時以左手有節奏地碰觸右膝。

內衣壓迫骨盆!?

　　好想擁有美麗的身體線條！這是女性共同的願望。但為此而用內衣緊緊束縛身體，只是做到外觀上的補救而已。

　　尤其是束褲，會對骨盆造成莫大影響，稍微寬鬆的款式還好，如果是連放入一根手指的空隙都沒有的超緊束褲，會導致以下問題：

- 壓迫骨盆，使子宮機能惡化
- 腰部周邊血液循環不良，肌肉弱化
- 肌肉失去柔軟性，無法支撐骨盆而引起腰痛

　　趁這些症狀還沒出現前，為了健康著想，還是趕快捨棄過緊的調整型束褲吧。緊身馬甲對內臟的壓迫和束褲是一樣的，請選擇對身體不會造成過分負擔的類型與款式。

part 4

以身體重塑整脊法
徹底矯正左肩較高的
不良體態

這個單元的主角是⋯⋯

左肩較高的人
要如何整脊塑身、常保健美？

▶

左肩較高的人容易出現的身心狀況

僵硬和疼痛　左肩較高的人由於左邊肩膀和骨盆上揚，身體左側的肌肉會過度使用。這種左右失衡的情況容易引起慢性頸部僵硬、肩膀僵硬、上背疼痛、腰痛。

身體狀況面　對於內臟、特別是心臟和肺部，有造成負擔的傾向。一般來説，心肺機能惡化時，全身的血液循環也會跟著惡化，而出現疲勞、身體冰冷等不適。此外也有因食慾過剩而暴飲暴食，導致肝臟負擔過重的情形。

美容面　血液循環不良造成的代謝力降低是其特徵。新陳代謝不佳時，皮膚會變粗，也有因過於乾燥引起發癢的例子。也由於代謝力不佳，而容易囤積脂肪。

首先，這些不良習慣要改正過來！

肩包習慣揹在左肩

↓

如此將造成左肩上揚，應不時將肩包換揹右肩。

蹺左腳

↓

如此將造成骨盆左側上揚，最好養成不蹺腳的習慣。

用左手拉公車吊環

↓

用左手拉吊環時，身體左側全部都會往上提，並且是用左腳支撐體重。應不時改用右手握吊環。

右腳休息的站姿

↓

站立時習慣用左腳支撐體重、右腳休息的姿勢，促使重心往左偏移。要改採兩腳平均分擔的站姿。

用整脊體操
重塑身體！

●

針對左肩較高的人
矯正歪斜與消除不適的
整脊處方！

● 左肩、左側骨盆
刺激右側骨盆，讓位置較低的右肩和右側骨盆回復原本的狀態，矯正頭往左傾、用左腳支撐體重的不良習慣。

→上踢臀部
咚咚敲擊

矯正歪斜的整脊體操

Reset!

● 局部冰冷
刺激腹肌，促進腹部周邊血液循環，改善腹部和腰部冰冷的症狀。

→腿部曲伸

● 下半身疲勞
除去因骨盆歪斜、全身血流不順而累積在下半身的疲勞物質。

→腿部迴轉

● 左肩僵硬
解除上背部的肌肉緊張，促進血液循環，改善肩膀周邊的僵硬。

→擴胸

● 豐腴體型
藉由鍛鍊下半身並增強肌力，提升基礎代謝能力。

→豹姿

● 皮膚乾燥、發癢
藉由提升心肺機能、促進血液循環，增強皮膚的新陳代謝。

→抬胸

消除不適的整脊體操

Reset!

矯正歪斜的
整脊體操

上踢臀部

此項整脊體操可讓右側較低的骨盆回到原有位置，消除肩膀僵硬、上背疼痛、腰痛等症狀。藉踢擊將刺激經由骨盆傳達到全身，具有讓身體記憶骨盆正常狀態的效果。

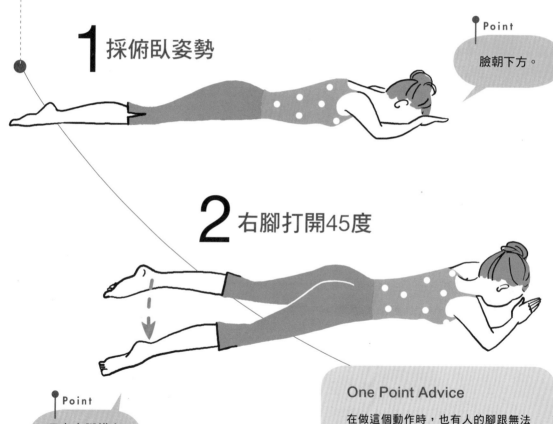

1 採俯臥姿勢

Point

臉朝下方。

2 右腳打開45度

Point

只有右腳橫向平移。

One Point Advice

在做這個動作時，也有人的腳跟無法碰到臀部。這時不要太過勉強，只要盡力讓腳跟踢向大腿即可，讓震動傳到右側骨盆，也能得到和踢擊臀部相近的效果。

右肩較高

■ 左肩較高 的

歪斜矯正

■ 駝背

■ 雞胸

■ 直背

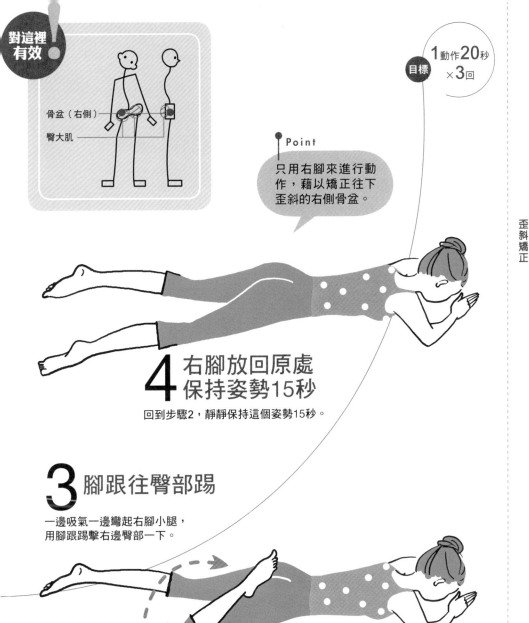

對這裡
有效

骨盆（右側）
臀大肌

目標　1動作20秒
　　　×3回

Point
只用右腳來進行動作，藉以矯正往下歪斜的右側骨盆。

4 右腳放回原處
保持姿勢15秒

回到步驟2，靜靜保持這個姿勢15秒。

3 腳跟往臀部踢

一邊吸氣一邊彎起右腳小腿，
用腳跟踢擊右邊臀部一下。

咚咚敲擊

矯正歪斜的
整脊體操

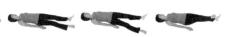

Reset!

這項整脊體操可讓因上下歪斜導致位置變得較低的右側骨盆回到原有位置,有效改善肩膀僵硬、上背疼痛、腰痛等症狀。用腳跟咚咚敲擊將刺激傳達到骨盆,可讓骨盆恢復正常狀態。

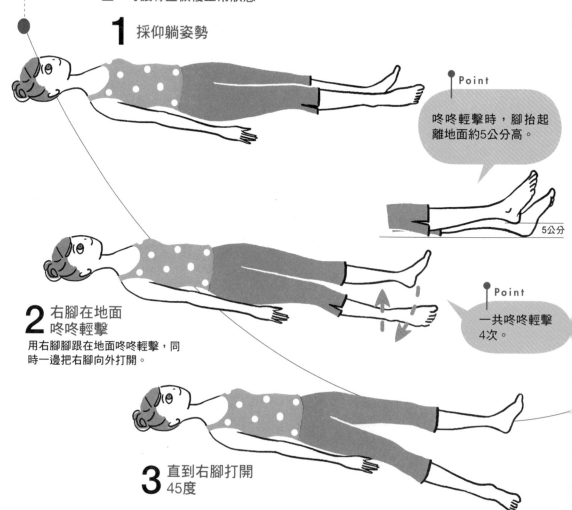

1 採仰躺姿勢

Point

咚咚輕擊時,腳抬起離地面約5公分高。

5公分

2 右腳在地面
咚咚輕擊

用右腳腳跟在地面咚咚輕擊,同時一邊把右腳向外打開。

Point

一共咚咚輕擊
4次。

3 直到右腳打開
45度

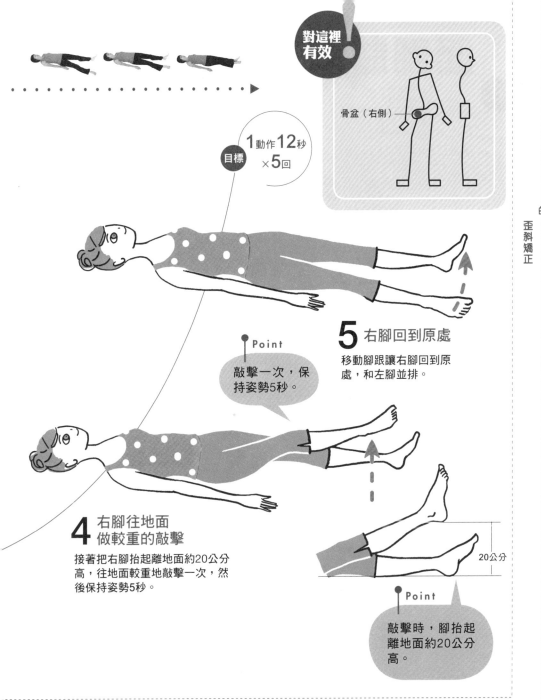

右肩較高

■ 左肩較高

的

歪斜矯正

■ 駝背

■ 雞胸

■ 直背

對這裡有效！

骨盆（右側）

目標 1動作12秒 ×5回

5 右腳回到原處

移動腳跟讓右腳回到原處，和左腳並排。

Point
敲擊一次，保持姿勢5秒。

4 右腳往地面做較重的敲擊

接著把右腳抬起離地面約20公分高，往地面較重地敲擊一次，然後保持姿勢5秒。

20公分

Point
敲擊時，腳抬起離地面約20公分高。

消除不適的整脊體操 腿部曲伸

Reset!

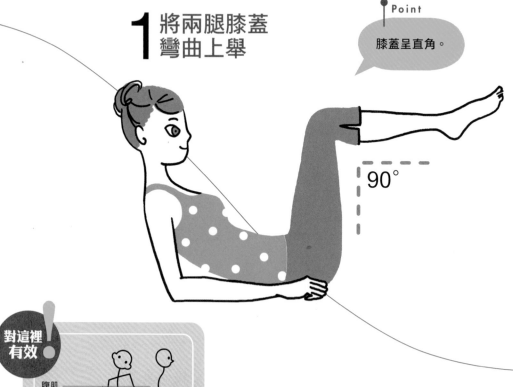

此項整脊體操以腿部的前後動作，增加骶骨和尾骨的可動性，藉此矯正骨盆歪斜，並可鍛鍊腹肌、安定骨盆。對腹肌施加刺激能促進腹部血液循環，改善腰腹的局部冰冷症狀。

1 將兩腿膝蓋彎曲上舉

Point

膝蓋呈直角。

90°

對這裡有效!

腹肌
骶骨
尾骨

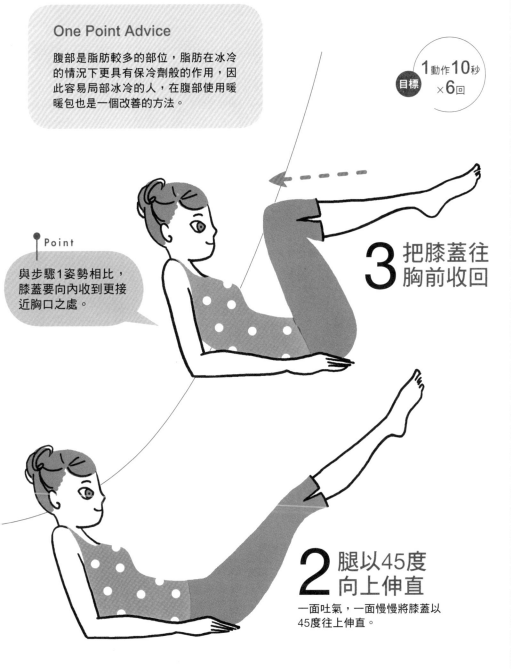

右肩較高

■ 左肩較高

的

不適消除

■ 駝背

■ 雞胸

■ 直背

One Point Advice

腹部是脂肪較多的部位，脂肪在冰冷的情況下更具有保冷劑般的作用，因此容易局部冰冷的人，在腹部使用暖暖包也是一個改善的方法。

目標　1動作10秒 ×6回

3 把膝蓋往胸前收回

Point

與步驟1姿勢相比，膝蓋要向內收到更接近胸口之處。

2 腿以45度向上伸直

一面吐氣，一面慢慢將膝蓋以45度往上伸直。

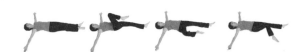

消除不適的
整脊體操

腿部迴轉

Reset!

此項整脊體操從髖關節開始做腿部的大幅度迴轉，讓歪斜的骨盆回到原本狀態。藉由腿的迴轉，也讓容易累積肌肉疲勞的下半身血流通暢、提高疲勞物質的代謝。

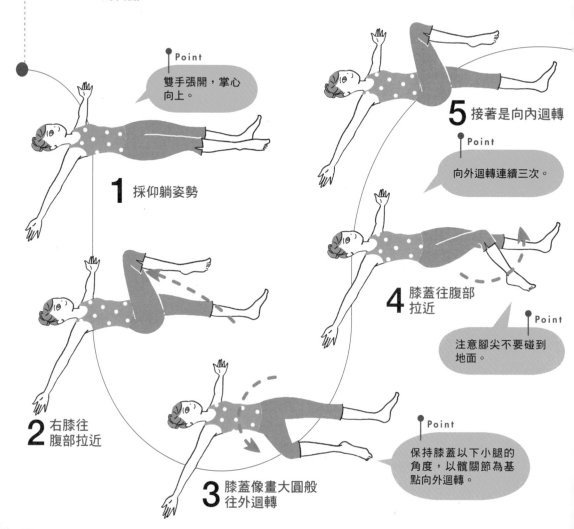

Point
雙手張開，掌心向上。

1 採仰躺姿勢

2 右膝往腹部拉近

3 膝蓋像畫大圓般往外迴轉

5 接著是向內迴轉

Point
向外迴轉連續三次。

4 膝蓋往腹部拉近

Point
注意腳尖不要碰到地面。

Point
保持膝蓋以下小腿的角度，以髖關節為基點向外迴轉。

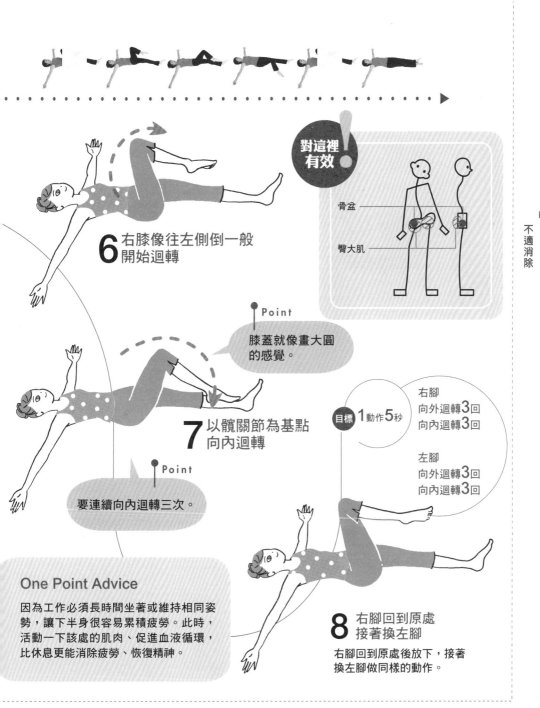

6 右膝像往左側倒一般
開始迴轉

對這裡有效!

骨盆
臀大肌

Point
膝蓋就像畫大圓
的感覺。

7 以髖關節為基點
向內迴轉

目標 1動作5秒

右腳
向外迴轉3回
向內迴轉3回

左腳
向外迴轉3回
向內迴轉3回

Point
要連續向內迴轉三次。

One Point Advice

因為工作必須長時間坐著或維持相同姿
勢，讓下半身很容易累積疲勞。此時，
活動一下該處的肌肉、促進血液循環，
比休息更能消除疲勞、恢復精神。

8 右腳回到原處
接著換左腳

右腳回到原處後放下，接著
換左腳做同樣的動作。

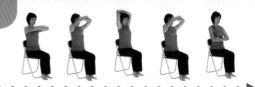

擴胸

消除不適的
整脊體操

Reset! ••▶

此項整脊體操是藉由擴胸動作來活動肩胛骨。操作時可刺激背肌，促進從肩膀到背部的血液循環，改善左側肩膀僵硬與疼痛的症狀。

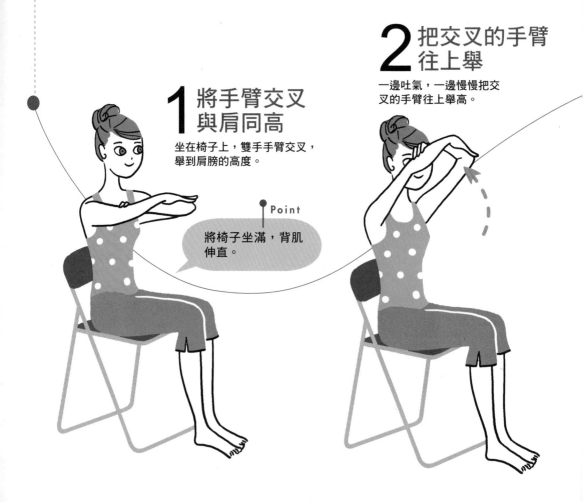

1 將手臂交叉與肩同高

坐在椅子上，雙手手臂交叉，舉到肩膀的高度。

Point

將椅子坐滿，背肌伸直。

2 把交叉的手臂往上舉

一邊吐氣，一邊慢慢把交叉的手臂往上舉高。

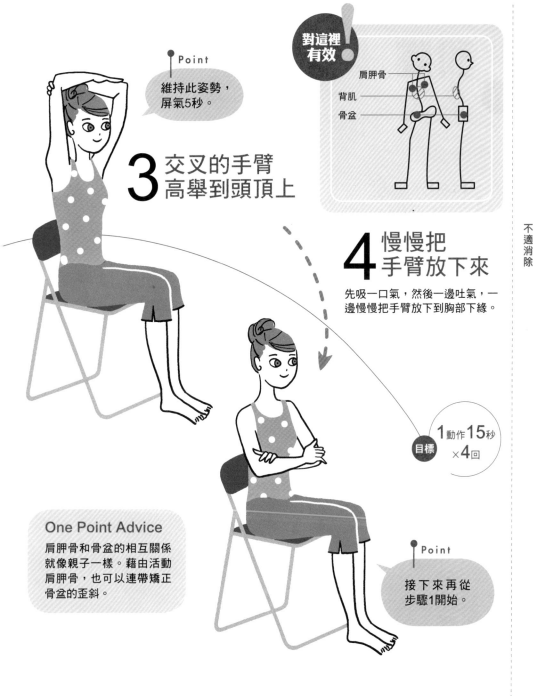

Point
維持此姿勢，
屏氣5秒。

對這裡
有效

肩胛骨
背肌
骨盆

3 交叉的手臂
高舉到頭頂上

4 慢慢把
手臂放下來

先吸一口氣，然後一邊吐氣，一
邊慢慢把手臂放下到胸部下緣。

目標 1動作15秒
×4回

One Point Advice
肩胛骨和骨盆的相互關係
就像親子一樣。藉由活動
肩胛骨，也可以連帶矯正
骨盆的歪斜。

Point

接下來再從
步驟1開始。

豹姿

消除不適的
整脊體操

Reset!

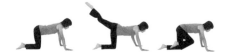

此項整脊體操可全面刺激支撐骨盆的肌肉，以安定骨盆狀態。操作時可讓肌肉量多的下半身提高代謝，使脂肪難以附著。

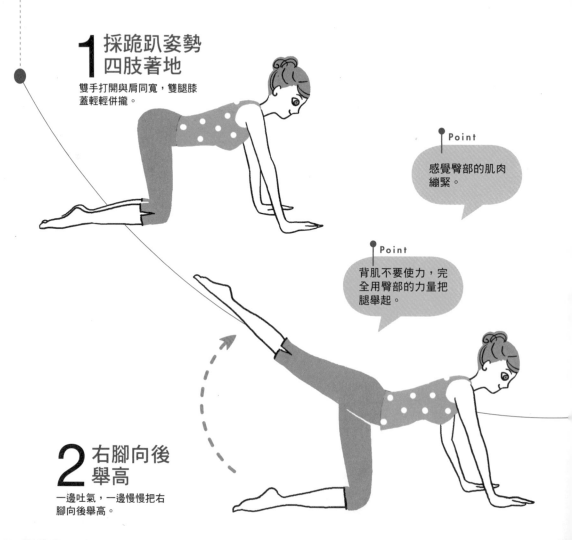

1 採跪趴姿勢四肢著地

雙手打開與肩同寬，雙腿膝蓋輕輕併攏。

Point

感覺臀部的肌肉繃緊。

Point

背肌不要使力，完全用臀部的力量把腿舉起。

2 右腳向後舉高

一邊吐氣，一邊慢慢把右腳向後舉高。

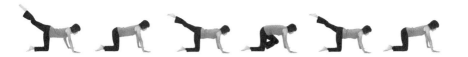

Point
單腳連續重複動作5次。

目標 連續**5**次為 **1**回合**30**秒 ｜ 左右各做 **1**回合

4 右腳向後舉高

一邊吐氣，再一次慢慢把右腳向後舉高。連續做5次之後，換左腳做同樣的動作。

3 右腳往腹部拉回

一邊吸氣，一邊慢慢把右腳往腹部拉回。

對這裡有效！

臀大肌

髂腰肌

Point
注意腳部不要碰到地面。

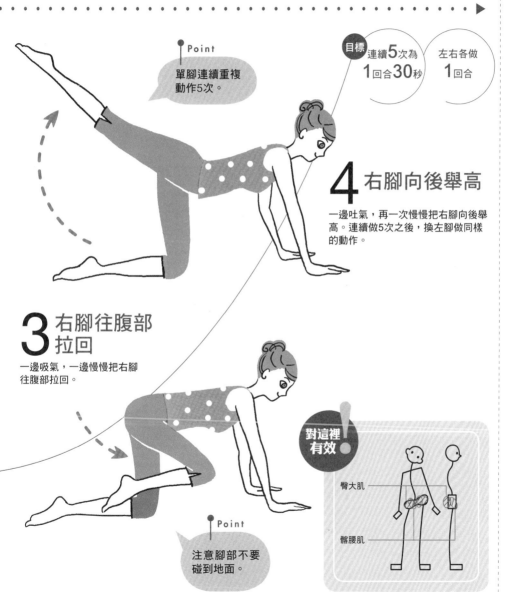

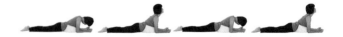

消除不適的
整脊體操

抬胸

Reset!

此項整脊體操藉由抬胸的動作強化背肌，矯正脊椎歪斜，並能提高心肺等位於胸腔的臟器機能，促進血液流通，加速皮膚的新陳代謝。

One Point Advice

墊毛巾的作用在於讓胸部容易抬起。放入毛巾後，就可以不用到腰部的肌肉，而能直接給予胸部刺激。

1 俯臥 以手肘撐地

在胸部和地面之間墊一條毛巾，頭朝下採俯臥姿勢，用手肘支撐上半身。

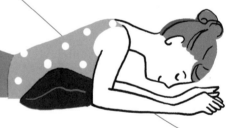

Point

用有彈性的坐墊代替毛巾也可以。

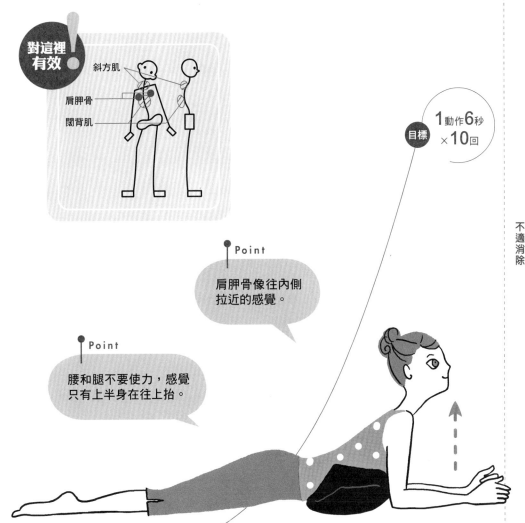

對這裡有效！

斜方肌

肩胛骨

闊背肌

目標 1動作6秒 ×10回

Point

肩胛骨像往內側拉近的感覺。

Point

腰和腿不要使力，感覺只有上半身在往上抬。

2 慢慢把上半身往上抬

一邊吐氣，一邊慢慢把頭和上半身往上抬。

減肥要同時配合鍛鍊肌肉

減肥是大多數女性都很關心的事情，至今一次減肥經驗都沒有的人大概很少吧。

關於減肥，絕對不推薦的是極端的飲食限制法，雖然體重或能暫時減輕，也看得出變瘦的成果，然而一旦停止後會立刻復胖。用極端的飲食限制來減肥，減去的不是脂肪而是肌肉，因此會在減肥和復胖的反覆過程中，變成體脂肪很多的「豐腴體型」。

肌肉量一旦減少，將骨盆和脊椎維持在原位的力量也會變弱，而成為歪斜產生的原因。

從外觀就看得出體脂肪率高的人要特別注意，在減肥時，也務必要同時鍛鍊肌肉才行。

part 5

以身體重塑整脊法
徹底矯正駝背的
不良體態

這個單元的主角是……

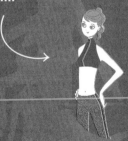

駝背的人
要如何整脊塑身、常保健美？

駝背的人容易出現的身心狀況

僵硬和疼痛
駝背的姿勢讓背部肌肉經常處於緊張狀態，容易造成肩膀和上背部僵硬。由於骨盆向後傾斜，而常有腰部疲勞和慢性腰痛的毛病。此外，因為有O形腿、走路內八字的傾向，大腿外側肌肉容易過度使用。

身體狀況面
骨盆後彎，導致骨盆周圍的子宮和腸道機能惡化，因而有生理痛、生理不順等不適症狀，也有便祕的煩惱。常常垂著頭的姿勢，也讓心情易於消沉。

美容面
骨盆周圍的血液循環惡化，使得整個下半身的血流都不順，容易產生浮腫是其特徵。

首先，這些不良習慣要改正過來！

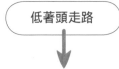
低著頭走路

低著頭走路讓駝背變嚴重，試著在走路時抬起視線。

交叉手臂

手臂在胸前交叉會使肩膀的位置向前傾，造成駝背姿勢。

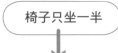
椅子只坐一半

椅子沒坐滿就把背靠上椅背，會助長骨盆後彎。要留意採用背部和椅背之間不留空隙的坐姿。

用整脊體操
重塑身體！

針對駝背的人
矯正歪斜與消除不適的
整脊處方！

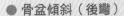

● 骨盆傾斜（後彎）

給予骨盆直接的刺激，讓向後傾斜的骨盆回到正常位置。

→用臀部前進

● O形腿、內八字

刺激髖關節、提高其可動性，讓打開的骨盆恢復原本狀態，矯正往左右外擴彎曲的腿骨。

→抵擋兩腿開闔

矯正歪斜的整脊體操

Reset!

● 生理痛、生理不順

刺激骨盆、促進周圍的血液循環，以提高子宮機能。

→靠牆併膝

● 便祕

刺激腹部周圍肌肉以提高腸道機能，促進排便順暢。

→雙腿側夾

● 情緒不穩

將平時垂著頭的姿勢改正成抬頭挺胸，以導向積極的情緒。

→臀部外推

● 下巴鬆弛

針對背部肌肉的刺激，也會傳達到下巴，讓下巴的鬆弛變緊實。

→背部伸展

● 浮腫

全面鍛鍊下半身所有的肌肉，促進血液循環，改善浮腫問題。

→膝蓋曲伸

消除不適的整脊體操

Reset!

矯正歪斜的
整脊體操

用臀部前進ㄈㄈㄈㄈㄈㄈㄈ

Reset!

此項整脊體操藉由用臀部前進給予骨盆直接的刺激，矯正骨盆向後傾斜（往下掉）。除了提升臀部的肌力，手臂前伸的動作也能舒緩背肌，恢復其柔軟度。

1 呈「七」字型的坐姿

採雙腿筆直前伸的坐姿，兩手平舉與肩同高。

對這裡有效

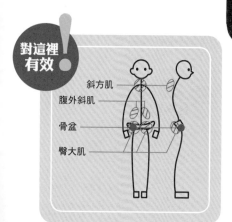

- 斜方肌
- 腹外斜肌
- 骨盆
- 臀大肌

Point

坐姿的要領是腰部呈直角，以肛門處的臀部接觸地面。

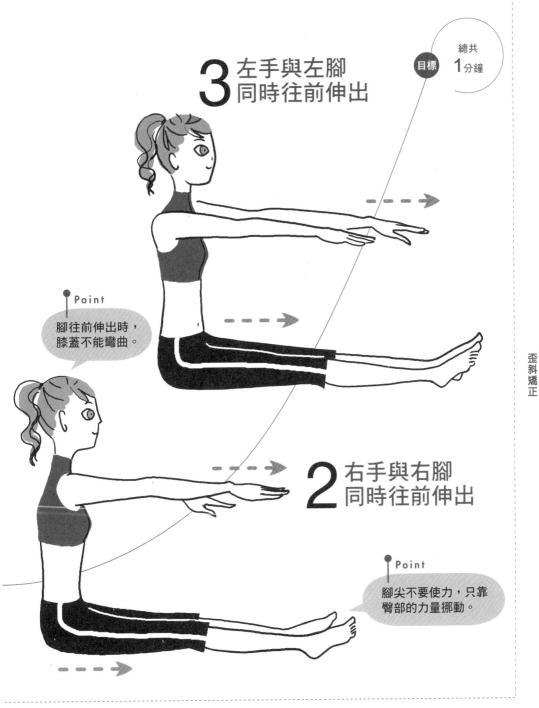

矯正歪斜的
整脊體操

抵擋兩腿開闔

Reset!

此項整脊體操為打開的骨盆增加可動性，因為以臀部觸地的姿勢進行，
讓骨盆更容易恢復原本的狀態。

1 兩手交叉 按住另一邊膝蓋

採膝蓋大開的坐姿。兩手交叉，各自從內
側按住另一邊的膝蓋。

Point

將兩腳張開超過肩
寬，這是能夠抬起
骨盆的坐姿。

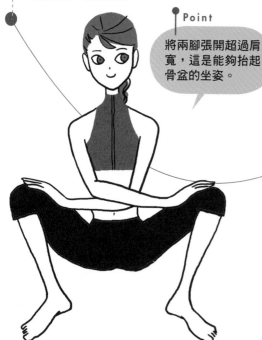

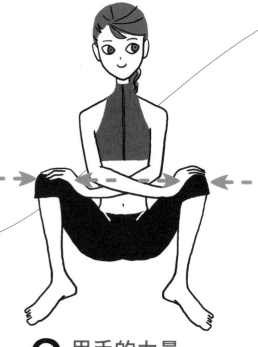

2 用手的力量 抵抗腳的力量

兩腿膝蓋往內收的同時，用手加以抵
抗，將膝蓋往外推。

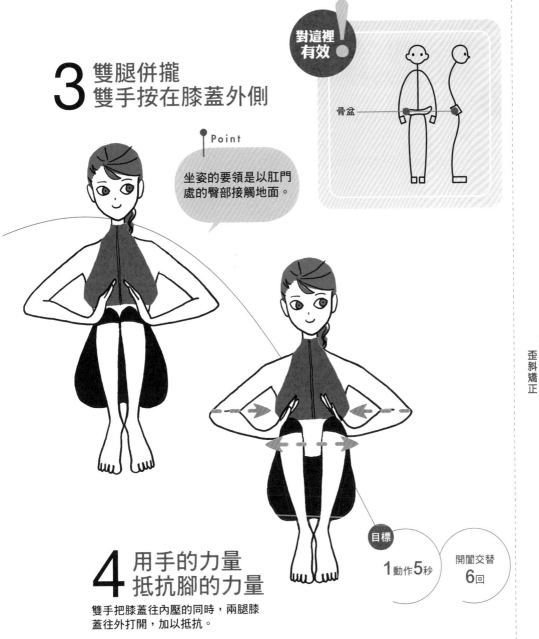

3 雙腿併攏
雙手按在膝蓋外側

Point

坐姿的要領是以肛門處的臀部接觸地面。

對這裡有效！

骨盆

4 用手的力量
抵抗腳的力量

雙手把膝蓋往內壓的同時，兩腿膝蓋往外打開，加以抵抗。

目標

1動作5秒

開闔交替6回

右肩較高

左肩較高

■ 駝背 的 歪斜矯正

雞胸

直背

靠牆併膝

消除不適的
整脊體操

Reset!

此項整脊體操用腳跟站立、膝蓋施力，給與髖關節安定骨盆的力量，並同時矯正O型腿。操作時臀部接觸牆面可以將向後傾斜的骨盆往前壓，促進子宮內的血液循環，緩和生理方面的不適症狀。

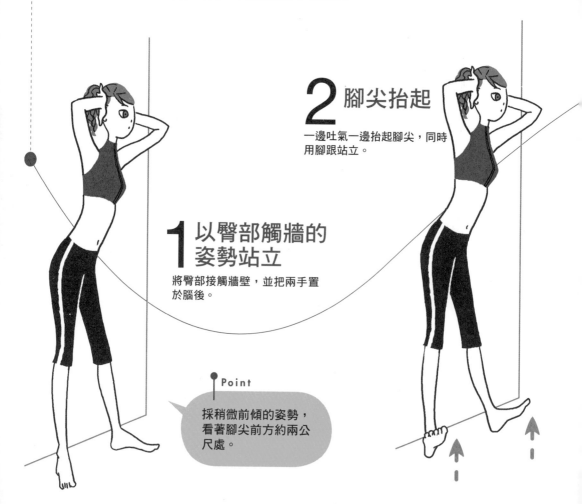

2 腳尖抬起

一邊吐氣一邊抬起腳尖，同時用腳跟站立。

1 以臀部觸牆的姿勢站立

將臀部接觸牆壁，並把兩手置於腦後。

Point

採稍微前傾的姿勢，看著腳尖前方約兩公尺處。

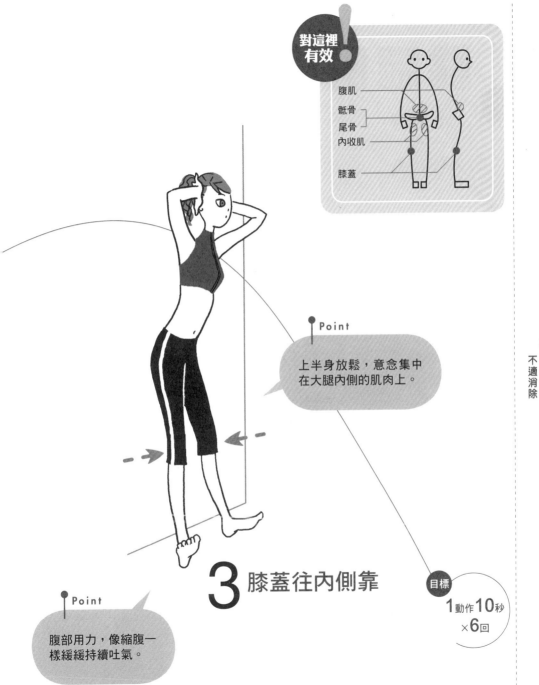

對這裡
有效

腹肌
骶骨
尾骨
內收肌

膝蓋

Point

上半身放鬆，意念集中
在大腿內側的肌肉上。

3 膝蓋往內側靠

目標
1動作10秒
×6回

Point

腹部用力，像縮腹一
樣緩緩持續吐氣。

消除不適的
整脊體操

雙腿側夾

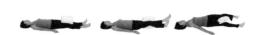

Reset!

此項整脊體操是往髖關節施力提高骨盆的可動性，並同時刺激腹部周圍肌肉，此外也可鍛鍊大腿內側肌肉和腹部肌肉（腹外斜肌），促進腸胃機能，改善便祕問題。

Point

大毛巾也可用具有彈性的坐墊來取代。

1 仰躺
在雙腿間夾毛巾

採仰躺的姿勢，將大毛巾捲起夾在大腿內側。

2 右腿往上抬

維持夾住毛巾的姿勢，抬起右腿。

Point

意念集中在腹部，一邊收縮腹部一邊吐氣。

對這裡有效

腹直肌
腹外斜肌
骨盆
內收肌

3 右腿側
壓在毛巾上

一邊吐氣，一邊讓右腿越過左腿，壓在毛巾上方。注意膝蓋不要彎曲。

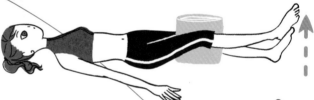

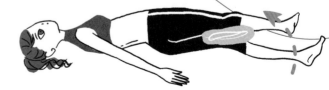

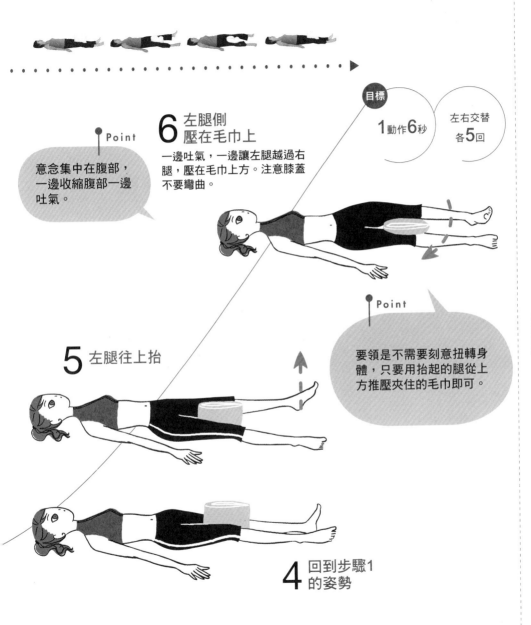

Point

意念集中在腹部，
一邊收縮腹部一邊
吐氣。

6 左腿側
壓在毛巾上

一邊吐氣，一邊讓左腿越過右
腿，壓在毛巾上方。注意膝蓋
不要彎曲。

目標

1動作**6**秒

左右交替
各**5**回

Point

要領是不需要刻意扭轉身
體，只要用抬起的腿從上
方推壓夾住的毛巾即可。

5 左腿往上抬

4 回到步驟1
的姿勢

右肩較高

□ 左肩較高

□ 駝背 的 不適消除

□ 雞胸

□ 直背

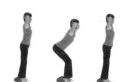

消除不適的
整脊體操
臀部外推

Reset!

此項整脊體操可刺激大腿前方和臀大肌，以安定骨盆。因為常常低著頭容易陷於消沉，藉由把臀部往外推時臉朝上抬的動作，恢復積極向前的心情。

目標 1動作**10秒** ×6回

1 站在墊高處

在地面墊上約5公分高度的物體，腳跟踩在其上站立。雙手輕輕置於腦後。

2 臀部往後推

一邊吐氣，臉稍微向上抬，同時臀部往後推出去，膝蓋徐徐彎曲。

Point

可以將毛巾摺起當成墊腳物品。

Point

臀部往後推時，注意上半身不要往前傾。

對這裡有效!

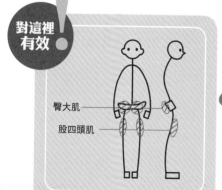

臀大肌
股四頭肌

Point

膝蓋的位置不要往前超過腳尖。

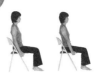

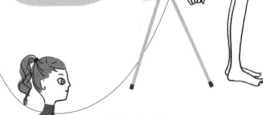

改善下巴鬆弛

消除不適的整脊體操

背部伸展

Reset!

此項整脊體操利用椅背直接推壓，讓已形成駝背的脊椎矯正過來。藉由向背部施力，除了能鍛鍊闊背肌和斜方肌，還可將刺激傳達到下巴，改善下巴的鬆弛。

目標　1動作5秒×20回

2 用背部擠壓毛巾

手抓住椅墊，背部往椅背方向擠壓毛巾。

Point

可將大毛巾摺成約15公分厚來使用，配合其厚度調整坐椅墊的比例。

Point

進行時背部要施力。

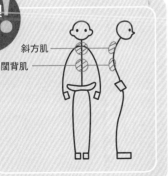

對這裡有效！

斜方肌
闊背肌

1 採坐姿在椅背間夾進毛巾

在背部和椅背之間夾進厚毛巾，椅子不要坐滿。

消除不適的
整脊體操

膝蓋曲伸

Reset!

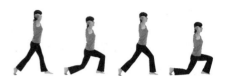

此項整脊體操藉由雙腿前後張開、腰部放低的姿勢，讓骨盆恢復原本狀態，可以刺激大腿、小腿後方、臀部的肌肉，促進下半身血流順暢，消除浮腫。

1 以雙腿前後張開的姿勢站立

採右腿在前、雙腿大幅度張開的站姿，雙手置於腦後。

Point

彎曲膝蓋時，要使左側大腿和右側臀部的肌肉拉緊。

Point

腿伸直時，要使小腿後方的肌肉拉緊。

Point

後方的腿膝蓋要打直。

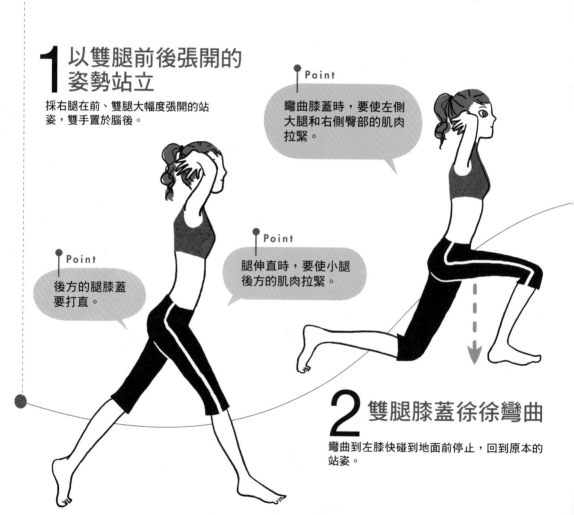

2 雙腿膝蓋徐徐彎曲

彎曲到左膝快碰到地面前停止，回到原本的站姿。

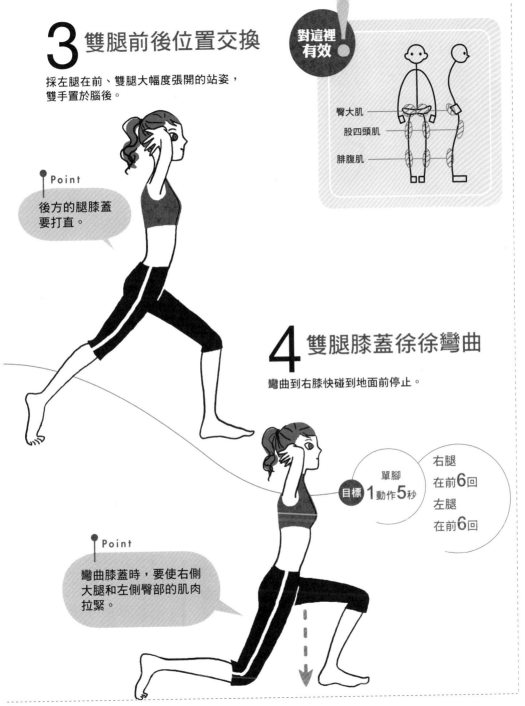

3 雙腿前後位置交換

採左腿在前、雙腿大幅度張開的站姿，
雙手置於腦後。

對這裡有效

臀大肌
股四頭肌
腓腹肌

Point

後方的腿膝蓋
要打直。

4 雙腿膝蓋徐徐彎曲

彎曲到右膝快碰到地面前停止。

目標 單腳1動作5秒

右腿
在前6回
左腿
在前6回

Point

彎曲膝蓋時，要使右側
大腿和左側臀部的肌肉
拉緊。

右肩較高

左肩較高

■ 駝背

的 不適消除

■ 雞胸

■ 直背

骨盆會隨生理週期變化

骨骼歪斜會造成「骨盆打開」或「骨盆關閉」，但其實骨盆原本就會隨著生理週期而開闔。

在排卵結束到下個生理週期開始前的這段時間，骨盆為了要排出經血和其他老化廢物而打開，並在生理週期結束的同時關閉。這個循環以每個月為週期反覆進行。

多數女性都有在生理期前身體變得較差、情緒也變得不好的經驗，這固然是女性荷爾蒙黃體素帶來的影響，但與骨盆的開啟也並非全無關係。

換句話說，如果因歪斜而讓骨盆持續打開，很容易引起身心各方面的失調。因此這種明顯由歪斜導致的骨盆開啟狀態，一定要積極藉由整脊體操加以改善。

part 6

以身體重塑整脊法
徹底矯正雞胸的
不良體態

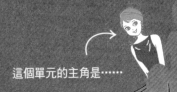

這個單元的主角是……

雞胸的人
要如何整脊塑身、常保健美？ ▶

雞胸的人容易出現的身心狀況

僵硬和疼痛　因為胸和腰彎曲的姿勢，讓壓力集中在腰部，常為慢性腰痛所苦。而上半身的平衡不良也會影響到下半身，由於關節的負擔過大，也有腳抽筋的可能性。

身體狀況面　背和腰部的肌肉經常處於緊張狀態，全身的血液循環都不順，特別是遠離心臟的末梢地帶容易血液滯留，引起手腳冰冷、貧血等症狀。背部前彎也影響到連接脊椎的自律神經，而有情緒起伏激烈的一面。

美容面　為了應對腰部肌肉的緊張，腹部肌肉往往自然放鬆，而逐漸囤積脂肪，一不注意就產生了小腹。同時末梢血液的循環不良，讓養分無法到達表皮細胞，皮膚容易失去彈性和光澤。

首先，這些不良習慣要改正過來！

下巴往上抬，肩膀往後壓

下巴高高抬起、肩膀往後壓的姿勢，會助長上半身的前彎。要隨時注意放鬆肩膀的力氣。

匆匆淋浴

洗澡不能只是隨便沖一下就了事，藉著入浴的時間洗去疲憊和肌肉累積的僵痛，是很重要的。

極端的減肥方式

完全靠節食的極端減肥方式會減去肌肉，讓身體無法維持正常姿勢。在平常生活中就要針對肌肉做一些鍛鍊。

用整脊體操
重塑身體！

●

針對雞胸的人
矯正歪斜與消除不適的
整脊處方！

● 末梢冰冷
藉由抬腿鍛鍊肌肉，增強流向末梢和
從末梢回流的血液循環。
→腿交錯上抬

● 貧血
刺激下半身肌肉，促進末梢的血液回
流，使全身的血液循環變得順暢。
→腳跟腳尖站立步行

● 急躁
同時刺激脊椎和背部肌肉，調整自律
神經的平衡，抑制情感的過度起伏。
→觸膝

● 腹部肥胖
給予腹肌直接的刺激和鍛鍊，讓腹部
周圍的脂肪難以附著。
→併膝上提

● 皮膚鬆弛
讓全身肌肉在緊張和弛緩中交替，藉
以促進血液循環，提高皮膚的新陳代
謝。
→伸展&放鬆

● 背部前彎
針對背部椎骨一節節加以刺激，讓脊
椎恢復正常的彎曲形態。
→抱膝後滾

● 骨盆傾斜（前彎）
給予骨盆直接的刺激，讓向前傾斜的
骨盆回到原本的位置。
→交互前伸

消除不適的整脊體操

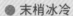

矯正歪斜的整脊體操

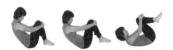

矯正歪斜的
整脊體操

Reset!

抱膝後滾

此項整脊體操可刺激脊椎，讓過度前彎的背部恢復原本正常的彎曲形態。藉由矯正脊椎，也可以達到讓往前傾的骨盆回到原位的效果。

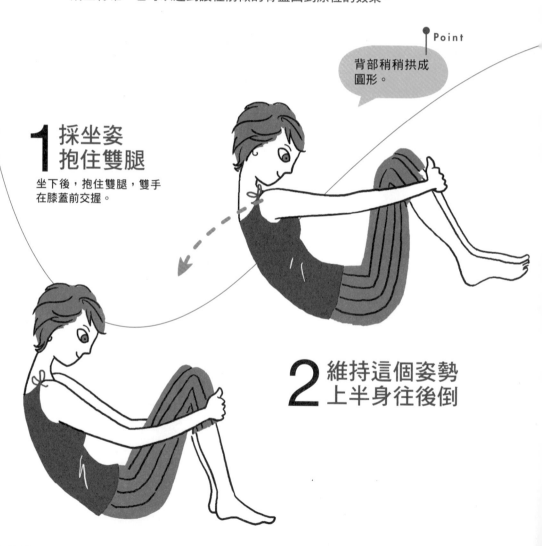

● Point

背部稍稍拱成圓形。

1 採坐姿 抱住雙腿

坐下後，抱住雙腿，雙手在膝蓋前交握。

2 維持這個姿勢 上半身往後倒

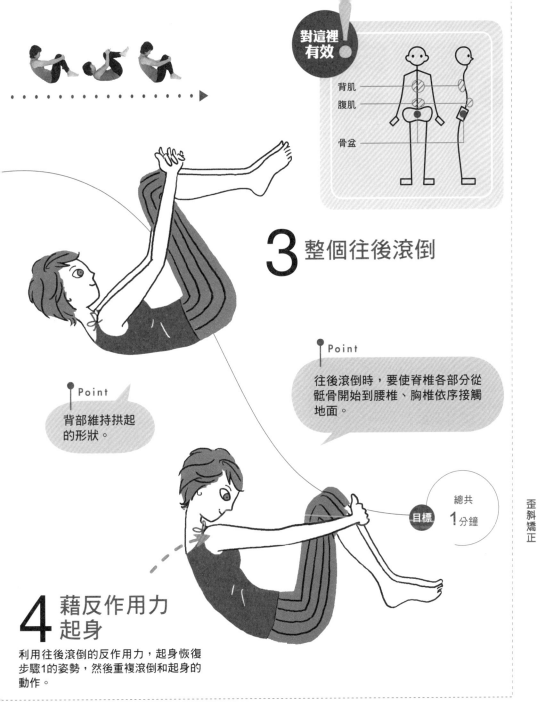

對這裡
有效

背肌

腹肌

骨盆

3 整個往後滾倒

Point

往後滾倒時，要使脊椎各部分從骶骨開始到腰椎、胸椎依序接觸地面。

Point

背部維持拱起的形狀。

目標 總共 **1**分鐘

4 藉反作用力起身

利用往後滾倒的反作用力，起身恢復步驟1的姿勢，然後重複滾倒和起身的動作。

矯正歪斜的整脊體操 交互前伸

Reset! ·············

此項整脊體操運用上半身往前伸的坐姿將骨盆向後推，藉以讓前傾的骨盆回到原本的狀態。同時也能保持鍛鍊腹肌、矯正骨盆的成果。

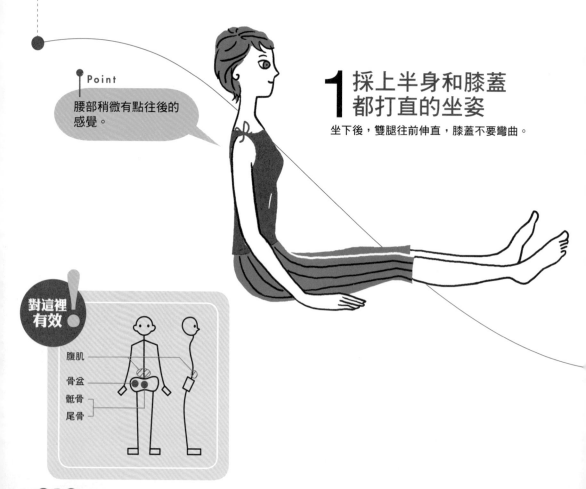

Point

腰部稍微有點往後的感覺。

對這裡有效！

腹肌
骨盆
骶骨
尾骨

1 採上半身和膝蓋都打直的坐姿

坐下後，雙腿往前伸直，膝蓋不要彎曲。

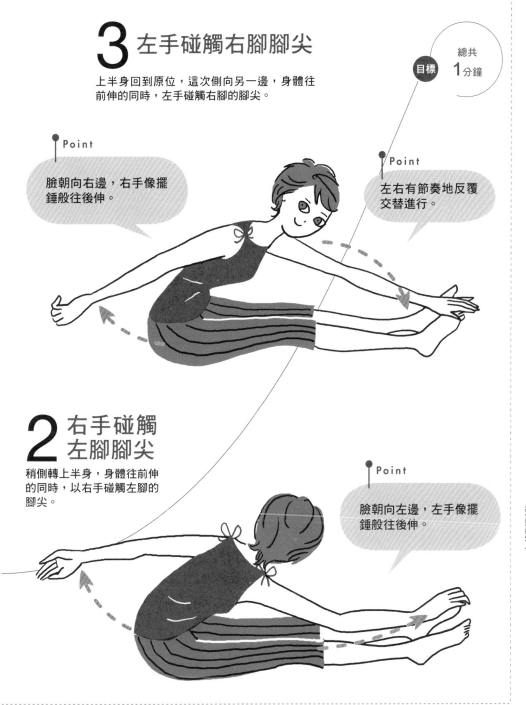

消除不適的
整脊體操

腿交錯上抬

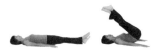

Reset!

此項整脊體操藉由腿的交錯矯正外八字傾向。將腿舉高可以加強末梢的血液回流，同時腹肌施力也能促進骨盆周圍的血液循環，改善或預防冰冷的症狀。

1 仰躺 並使雙腿交錯

採仰躺姿勢，交叉雙腿，右腳置於左腳的腳背上。

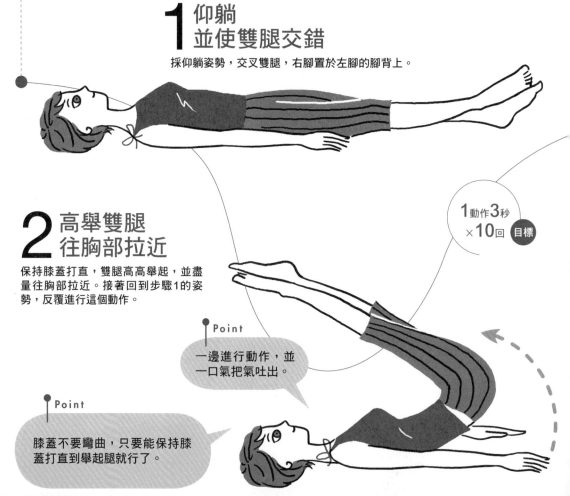

1動作3秒
×10回 **目標**

2 高舉雙腿 往胸部拉近

保持膝蓋打直，雙腿高高舉起，並盡量往胸部拉近。接著回到步驟1的姿勢，反覆進行這個動作。

Point

一邊進行動作，並一口氣把氣吐出。

Point

膝蓋不要彎曲，只要能保持膝蓋打直到舉起腿就行了。

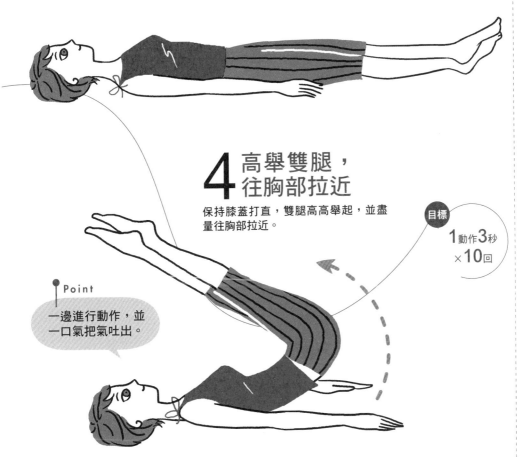

對這裡有效！

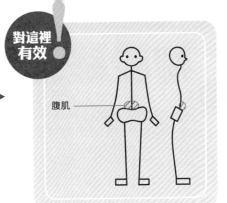

腹肌

3 左腳置於
右腳腳背上

4 高舉雙腿，
往胸部拉近

保持膝蓋打直，雙腿高高舉起，並盡量往胸部拉近。

目標
1動作3秒
×10回

● Point

一邊進行動作，並一口氣把氣吐出。

腳跟腳尖站立步行

這項整脊體操徹底運用腳底，然後以腳尖站立的步行方式，藉以安定臀部、腹部、背部肌肉，並能強烈刺激小腿後方，使滯留在末梢的血液順利回流心臟。

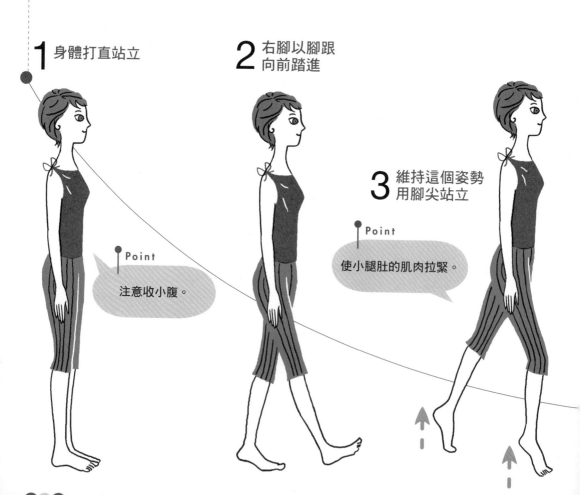

1 身體打直站立

Point

注意收小腹。

2 右腳以腳跟
向前踏進

3 維持這個姿勢
用腳尖站立

Point

使小腿肚的肌肉拉緊。

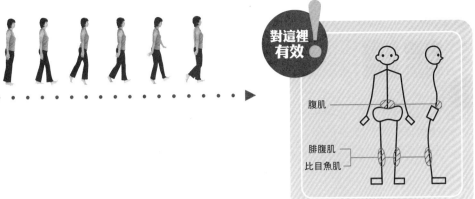

對這裡
有效

腹肌

腓腹肌
比目魚肌

4 左腳以腳跟
向前踏進

接著換左腳往前踏出，
從腳跟開始著地。

5 維持這個姿勢
用腳尖站立

6 右腳以腳跟
向前踏進

接著換右腳往前
踏出，從腳跟開
始著地。依序重
複進行。

Point

使小腿肚的肌肉
拉緊。

目標 總共 **1**分鐘

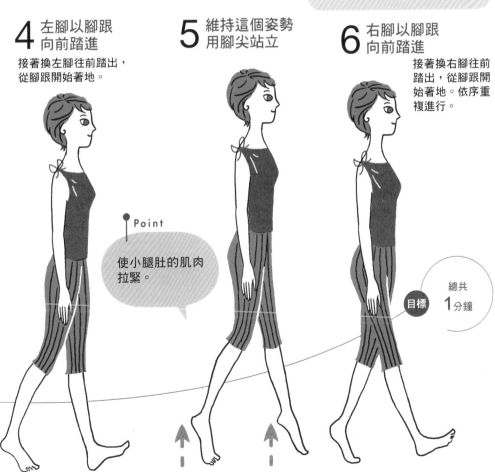

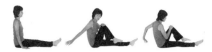

消除不適的 整脊體操 觸膝

Reset!

此項整脊體操以坐姿將膝蓋拉近胸部，使背部拱成圓形，藉此讓前彎的脊椎恢復原本正常的彎曲形態。背部拱起的動作可以適度刺激背部神經，調整自律神經的平衡，消除急躁的情緒。

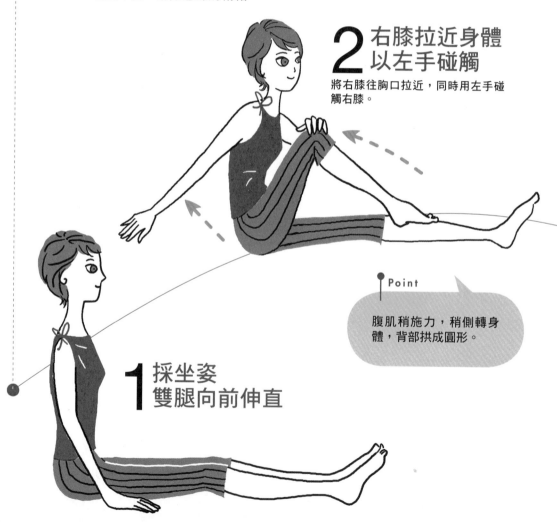

2 右膝拉近身體 以左手碰觸

將右膝往胸口拉近，同時用左手碰觸右膝。

Point

腹肌稍施力，稍側轉身體，背部拱成圓形。

1 採坐姿 雙腿向前伸直

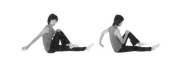

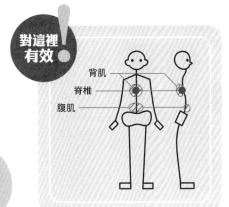

對這裡有效！

背肌
脊椎
腹肌

Point

一手觸膝時，另一手往後伸，有節奏地交替進行。

3 左膝拉近身體以右手碰觸

接著將左膝往胸口拉近，同時用右手碰觸左膝。

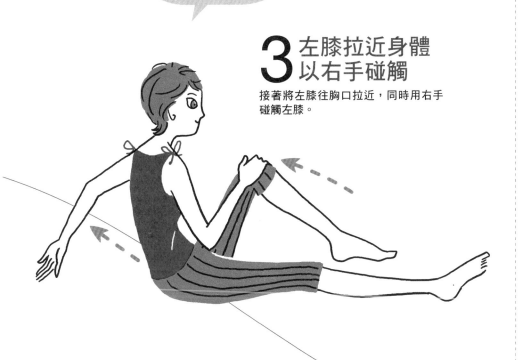

One Point Advice

手觸膝時，從腹部施力並發出「哈、哈、哈」的聲音，可以排除壓力。

 目標 總共 1分鐘

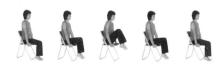

消除不適的整脊體操 Reset! 併膝上提

此項整脊體操藉由用腹肌將兩腿往胸部拉近的動作,讓向前傾斜的骨盆恢復原本的狀態。骨盆前傾的人腹部一帶容易累積脂肪,對腹肌施加刺激也具有雕塑腰腹的效果。

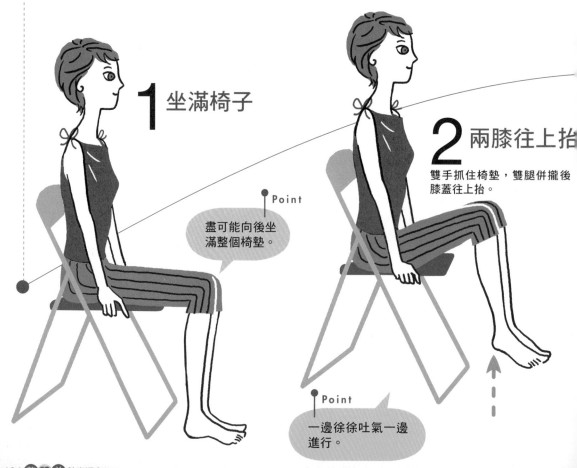

1 坐滿椅子

Point

盡可能向後坐滿整個椅墊。

2 兩膝往上抬

雙手抓住椅墊,雙腿併攏後膝蓋往上抬。

Point

一邊徐徐吐氣一邊進行。

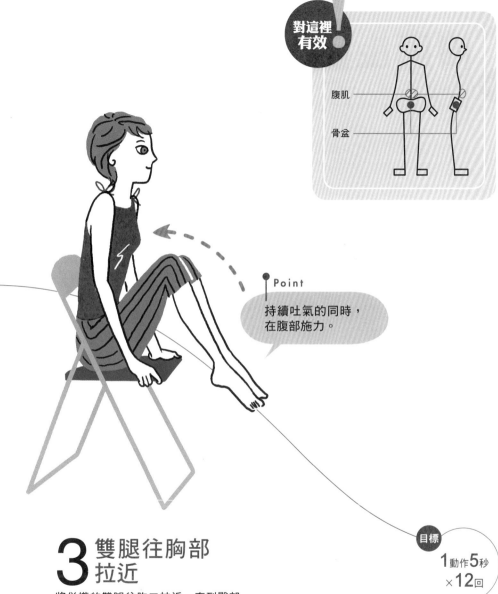

對這裡
有效

腹肌

骨盆

Point

持續吐氣的同時，
在腹部施力。

3 雙腿往胸部拉近

將併攏的雙腿往胸口拉近，直到臀部
離開椅墊。

目標

1動作5秒
×12回

右肩較高

左肩較高

駝背

雞胸 的 不適消除

直背

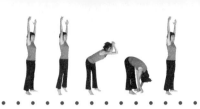

消除不適的
整脊體操

伸展&放鬆

Reset!

此項整脊體操藉著拉直全身，讓肌肉進入緊張狀態，再一口氣放鬆，以這種重複動作放鬆過度緊張的脊椎，可促進血液循環和排汗，提高代謝力，對皮膚的新陳代謝也很有幫助。

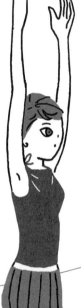

1 雙手上舉 站立

雙腿打開與肩同寬。

Point

收緊腹肌。

對這裡有效

斜方肌
脊椎
腹直肌

腓腹肌

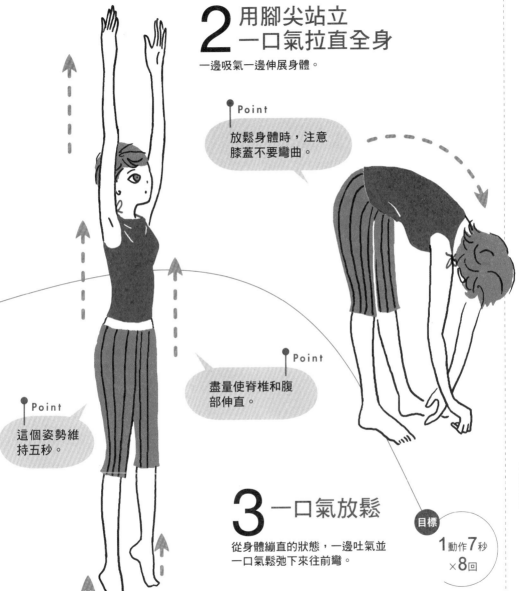

2 用腳尖站立 一口氣拉直全身

一邊吸氣一邊伸展身體。

Point

放鬆身體時，注意膝蓋不要彎曲。

Point

盡量使脊椎和腹部伸直。

Point

這個姿勢維持五秒。

3 一口氣放鬆

從身體繃直的狀態，一邊吐氣並一口氣鬆弛下來往前彎。

目標

1動作7秒 ×8回

右肩較高

左肩較高

駝背

■ 雞胸 的 不適消除

■ 直背

用腹式呼吸活化肌肉

你有注意過平常自己是用什麼方式呼吸嗎？一般女性多半是用胸式呼吸，但靠胸腔只能做淺呼吸，吸取的氧氣量並不多，容易讓心肺機能降低、血液循環不良。

在此建議改用能深呼吸的腹式呼吸法。腹式呼吸是指一邊收縮下腹部，一邊將氣從口中吐出，氣完全吐出之後立刻撐滿腹部，用鼻子深深把氣吸進。這樣的呼吸方式會為身體帶來大量氧氣，含氧量高的血液流過全身每個角落之後，就能活化肌肉。

在練習整脊體操的同時配合腹式呼吸，效果將倍增。而且運用腹式呼吸會讓橫膈膜上下移動，還能一舉兩得，順便鍛鍊腹肌。

part

7

以身體重塑整脊法
徹底矯正直背的
不良體態

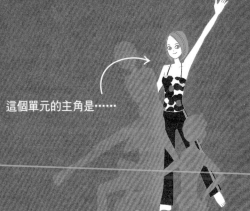

這個單元的主角是……

直背的人
注意骨骼歪斜所引起的身心不適 ▶

直背的人容易出現的身心狀況

僵硬和疼痛　脊椎因過度繃直失去柔軟性，常處於緊張狀態，容易造成頸痛、肩痛、偏頭痛等症狀。其中肩頸僵硬的毛病逐步變成慢性病症，而越來越嚴重的例子不少。

身體狀況面　脊椎撐直、肌肉緊張，讓身體無法順利吸收各種動作帶來的刺激，肌肉很容易疲累。尤其在打電腦時，眼睛的疲勞往往比別人多一倍。此外，因為對事物有深度甚至過度思考的傾向，睡眠較淺，也容易罹患失眠。

美容面　整體而言，身體比較僵硬，肌肉使用較少的部位容易囤積脂肪，因此要特別留心背部和側腹，一不注意就會變成直筒腰。又因為疲勞使代謝力惡化，造成皮膚暗沉、黑眼圈。

首先，這些不良習慣要改正過來！

一直保持同樣姿勢

↓

坐辦公桌或打電腦時，要留意每隔一段時間就要動一動，變換一下姿勢。

經常提重物

↓

不要過度使用肩膀和手臂的肌肉，盡量減輕手提物品的重量，例如分裝成兩袋。

睡前想事情

↓

這個習慣會導致不易入睡，讓睡眠品質惡化。因此睡前盡量不要思考任何事情。

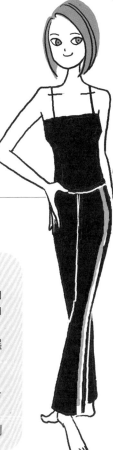

用整脊體操
重塑身體！

針對直背的人
矯正歪斜與消除不適的
整脊處方！

● 慢性疲勞
手腳小幅度的震動可以促進末梢血流順暢，改善全身的血液循環，加速疲勞物質代謝。

→手腳搖動

● 失眠
直接刺激脊椎藉以調整自律神經的平衡，帶來安眠效果。

→抬腿

● 直筒腰
盡量提高脊椎的可動性，讓側腹脂肪不易囤積。

→上身側彎

● 眼睛疲勞
藉上半身側彎刺激脊椎和心肺功能，促使血液流向頭部。

→抬背

● 皮膚暗沉
活動肩胛骨以刺激上背部肌肉，提高心肺功能和代謝力。

→壓牆

● 背部繃直
讓脊椎及其周邊肌肉適度地緊張和放鬆，使脊椎恢復原本和緩的彎曲形態。

→雙手雙腳伸展

● 腰部緊張
解除腰部肌肉的緊張，讓骨盆上方連接脊椎的椎骨可動性提高。

→腿部側倒

消除不適的整脊體操

Reset!

矯正歪斜的整脊體操

Reset!

矯正歪斜的
整脊體操

雙手雙腳伸展

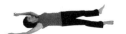

Reset!

此項整脊體操藉由伸展全身，讓從頸椎開始繃成一直線的脊椎恢復和緩的曲線。在伸展和放鬆的動作交替中，使全身肌肉時而緊張、時而舒緩，可以達到讓脊椎和骨盆恢復原本狀態的效果。

1 採仰躺姿勢
雙手雙腳自然張開

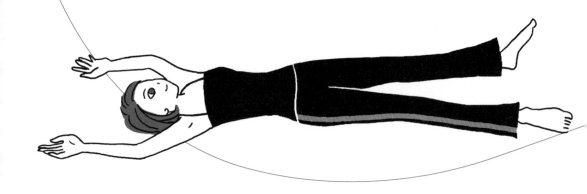

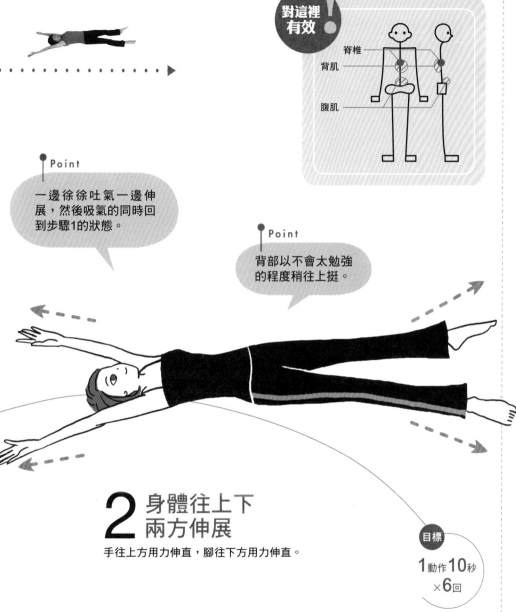

對這裡有效！

脊椎

背肌

腹肌

Point
一邊徐徐吐氣一邊伸展，然後吸氣的同時回到步驟1的狀態。

Point
背部以不會太勉強的程度稍往上挺。

2 身體往上下兩方伸展

手往上方用力伸直，腳往下方用力伸直。

目標
1動作10秒
×6回

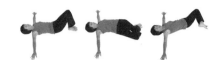

矯正歪斜的整脊體操

矯正歪斜的
整脊體操

腿部側倒

Reset!

此項整脊體操藉由腿部側倒、腰部側轉的動作，消除腰部肌肉緊張，讓從頸椎開始繃直的脊椎恢復和緩的曲線。

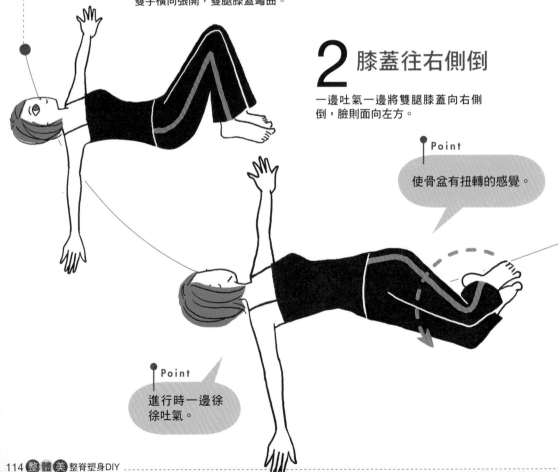

1 採仰躺姿勢 膝蓋彎曲

雙手橫向張開，雙腿膝蓋彎曲。

2 膝蓋往右側倒

一邊吐氣一邊將雙腿膝蓋向右側倒，臉則面向左方。

Point

使骨盆有扭轉的感覺。

Point

進行時一邊徐徐吐氣。

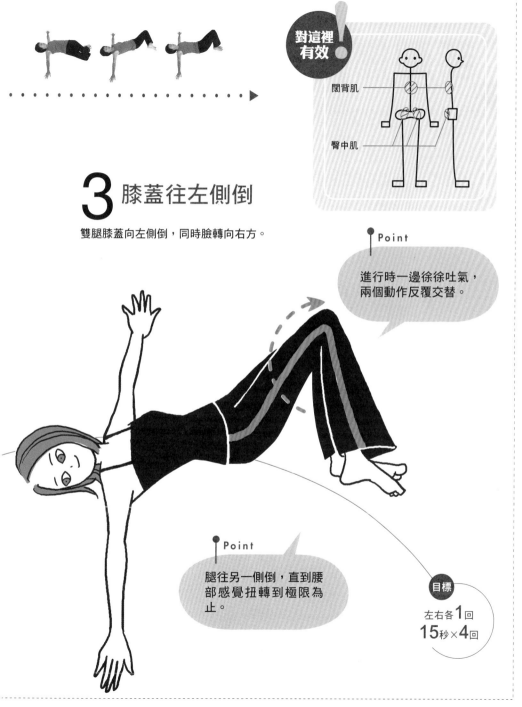

對這裡有效！

闊背肌

臀中肌

3 膝蓋往左側倒

雙腿膝蓋向左側倒，同時臉轉向右方。

Point

進行時一邊徐徐吐氣，兩個動作反覆交替。

Point

腿往另一側倒，直到腰部感覺扭轉到極限為止。

目標

左右各**1**回
15秒×**4**回

手腳搖動

消除不適的整脊體操

Reset!

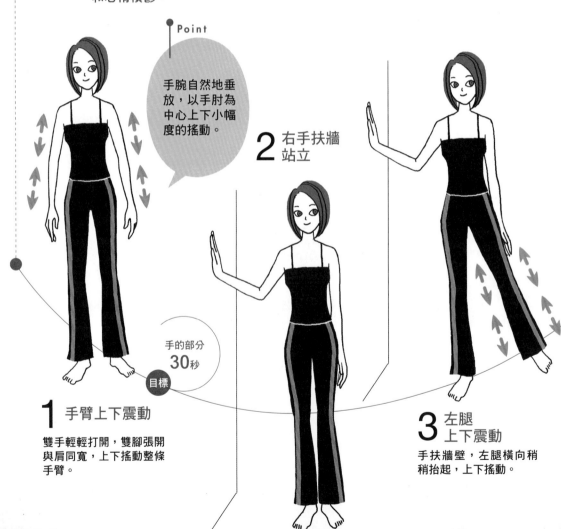

此項整脊體操將刺激傳達到繃直的脊椎，以提高脊椎的可動性。手腳上下小幅度的搖動，可一口氣活化全身的血液循環，消除疲勞導致的血液滯留和心情積鬱。

Point

手腕自然地垂放，以手肘為中心上下小幅度的搖動。

2 右手扶牆站立

手的部分
30秒
目標

1 手臂上下震動

雙手輕輕打開，雙腳張開與肩同寬，上下搖動整條手臂。

3 左腿上下震動

手扶牆壁，左腿橫向稍稍抬起，上下搖動。

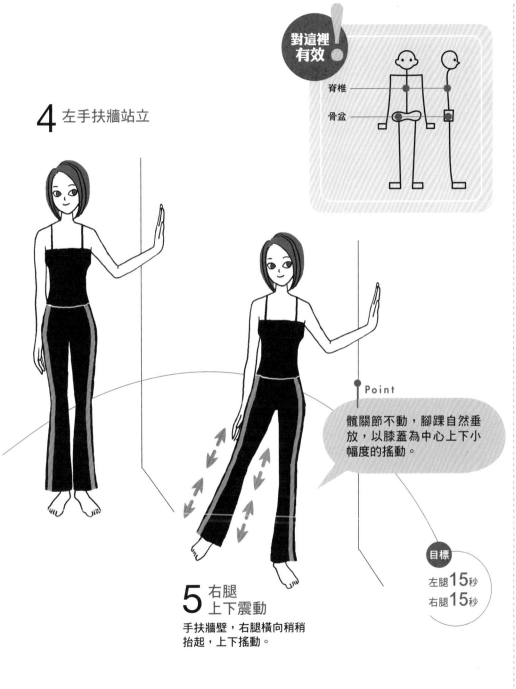

對這裡有效

脊椎

骨盆

4 左手扶牆站立

Point

髖關節不動，腳踝自然垂放，以膝蓋為中心上下小幅度的搖動。

5 右腿
上下震動

手扶牆壁，右腿橫向稍稍抬起，上下搖動。

目標
左腿 15秒
右腿 15秒

消除不適的
整脊體操

抬腿

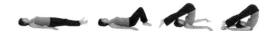

此項整脊體操可針對繃直的各節脊椎椎骨，一一給予全面的刺激。因自律神經源自脊椎中的脊髓，適度刺激脊椎可以安定自律神經，解決失眠困擾。但頸部（頸椎）有問題的人請勿練習這項體操。

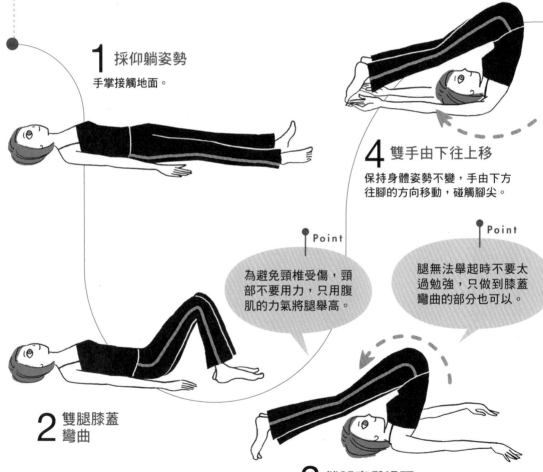

1 採仰躺姿勢
手掌接觸地面。

4 雙手由下往上移
保持身體姿勢不變，手由下方往腳的方向移動，碰觸腳尖。

Point
為避免頸椎受傷，頸部不要用力，只用腹肌的力氣將腿舉高。

Point
腿無法舉起時不要太過勉強，只做到膝蓋彎曲的部分也可以。

2 雙腿膝蓋彎曲

3 雙腿高舉過頭
一邊吐氣，一邊把膝蓋往胸部拉近，然後慢慢伸直越過頭部。

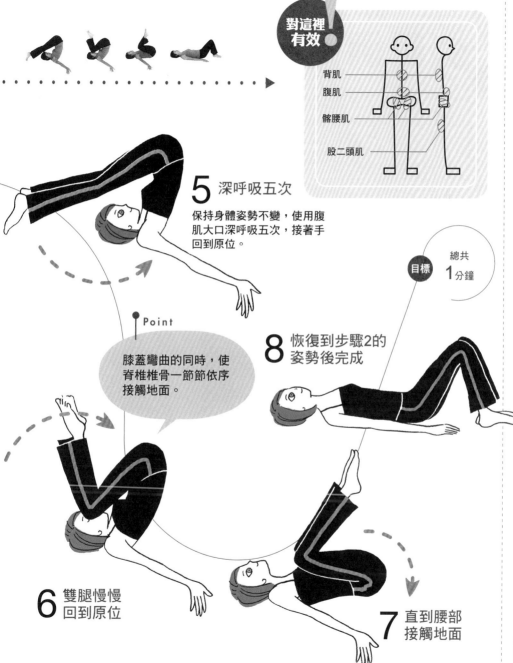

對這裡有效！

背肌
腹肌
髂腰肌
股二頭肌

5 深呼吸五次

保持身體姿勢不變，使用腹肌大口深呼吸五次，接著手回到原位。

目標 總共 1分鐘

Point

膝蓋彎曲的同時，使脊椎椎骨一節節依序接觸地面。

8 恢復到步驟2的姿勢後完成

6 雙腿慢慢回到原位

7 直到腰部接觸地面

消除不適的
整脊體操

上身側彎

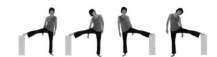

Reset! ‧‧‧‧‧‧‧‧‧‧‧‧‧‧‧‧‧‧‧‧‧‧‧‧‧‧‧‧‧‧‧‧‧‧‧‧ ▶

此項整脊體操可讓脊椎往側邊活動，藉以提高脊椎整體的可動性。上半身側彎的動作也能消除側腹的脂肪。

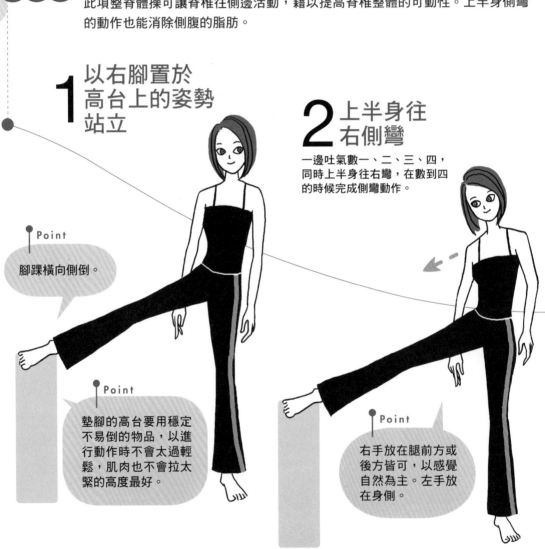

1 以右腳置於高台上的姿勢站立

2 上半身往右側彎

一邊吐氣數一、二、三、四，同時上半身往右彎，在數到四的時候完成側彎動作。

Point

腳踝橫向側倒。

Point

墊腳的高台要用穩定不易倒的物品，以進行動作時不會太過輕鬆，肌肉也不會拉太緊的高度最好。

Point

右手放在腿前方或後方皆可，以感覺自然為主。左手放在身側。

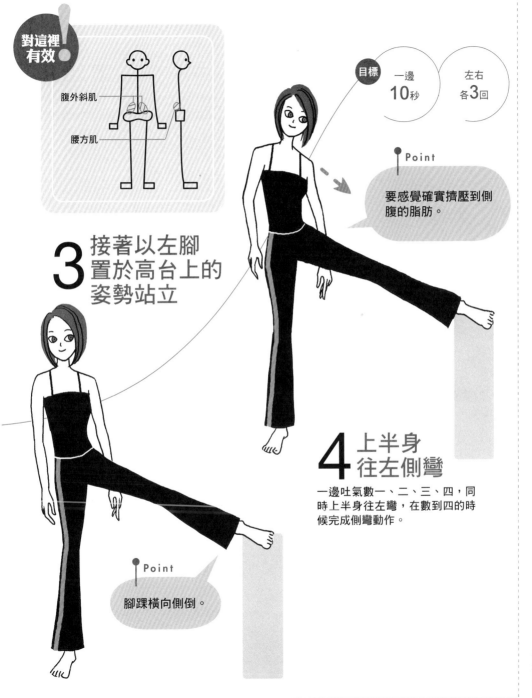

對這裡
有效！

腹外斜肌

腰方肌

3 接著以左腳
置於高台上的
姿勢站立

目標 一邊 **10**秒　左右 各**3**回

Point

要感覺確實擠壓到側
腹的脂肪。

4 上半身
往左側彎

一邊吐氣數一、二、三、四，同
時上半身往左彎，在數到四的時
候完成側彎動作。

Point

腳踝橫向側倒。

消除不適的
整脊體操

抬背

Reset!

此項整脊體操藉由上半身的彎曲，提高脊椎的可動性。這個動作能針對脊椎、頸椎和心肺功能加以刺激，促進血液流向頭部。

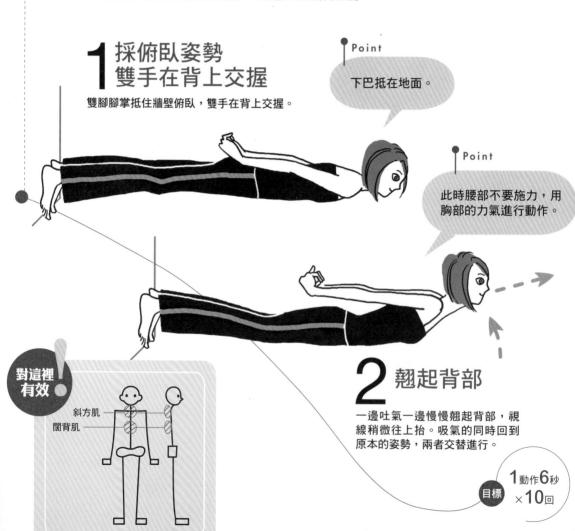

1 採俯臥姿勢 雙手在背上交握

雙腳腳掌抵住牆壁俯臥，雙手在背上交握。

Point

下巴抵在地面。

Point

此時腰部不要施力，用胸部的力氣進行動作。

對這裡有效！

斜方肌
闊背肌

2 翹起背部

一邊吐氣一邊慢慢翹起背部，視線稍微往上抬。吸氣的同時回到原本的姿勢，兩者交替進行。

目標 1動作6秒 ×10回

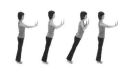

消除不適的
整脊體操

壓牆

Reset!

此項整脊體操能確實拉動肩胛骨，提高脊椎的可動性，讓脊椎恢復和緩的彎曲。針對肩胛骨的刺激，能促進肺及心臟等臟器的循環，而肺與皮膚代謝息息相關，因此兼具改善皮膚暗沉的效果。

對這裡有效

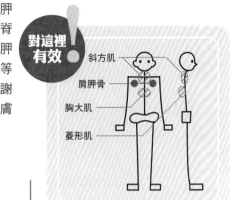

斜方肌
肩胛骨
胸大肌
菱形肌

2 手肘彎曲

一邊吐氣，一邊像推壓牆壁般彎曲手肘，直到臉碰到牆壁前停止。吸氣的同時恢復原本的姿勢。

Point

確實活動到肩胛骨，使背部肌肉拉緊。

1 將兩手掌心貼牆站立

兩手手臂伸直，手掌貼牆，雙腿打開與肩同寬。

目標 1動作10秒 ×6回

睡 眠 能 讓 身 心 都 放 鬆

睡眠與骨骼歪斜，乍看之下似乎毫不相關，其實兩者有著密切的關係。

我們在夜間靠著睡眠讓頭腦和身體獲得休息，進入舒適的狀態藉以重整身心。一些因不良生活習慣和動作導致的骨盆和脊椎損傷，也在睡眠期間進行修復。因此，睡眠不足等於是放棄了重新調整身心的機會。

而且，一旦睡眠時間減少、站或坐的時間增長，腰部會承受過大的負擔。疲勞造成駝背，呼吸短淺造成血液循環惡化，肌肉日漸累積疲勞物質……這些都是形成腰部歪斜損傷的誘因。為了獲得能重整並放鬆身心的高品質睡眠，要戒除熬夜，養成每天在十二點前入睡的習慣。

part **8**

注意「走」「坐」「躺」姿勢
24小時強化預防身體歪斜

伸展背肌，提高重心

Lesson 1
走

只要對日常的動作多加留意，就能確實改善身體狀況。
用正確的姿勢行走，就是一種具有調整骨盆和脊椎平衡、預防歪斜效果的整脊體操。正確步行方式的重點就是，一邊伸展背肌並提高重心，一邊徹底運用臀部和腿部的肌肉。

想像拉著
上方的吊環

收緊腹部
重心自然
上升！

踏出步伐時
後側臀部
肌肉收緊

1
像是拉著
上方吊環般站立

站立時伸直背肌、挺胸、收緊腹部、夾緊臀部，身體重心自然就會往上移，讓身體線條挺直。想像自己拉著從上方垂下的吊環，就能時時保持正確而優美的姿勢。

2
踏出步伐時
後側臀部肌
肉收緊

踏出步伐時要從腳跟開始著地，並使後側臀部的肌肉收緊。

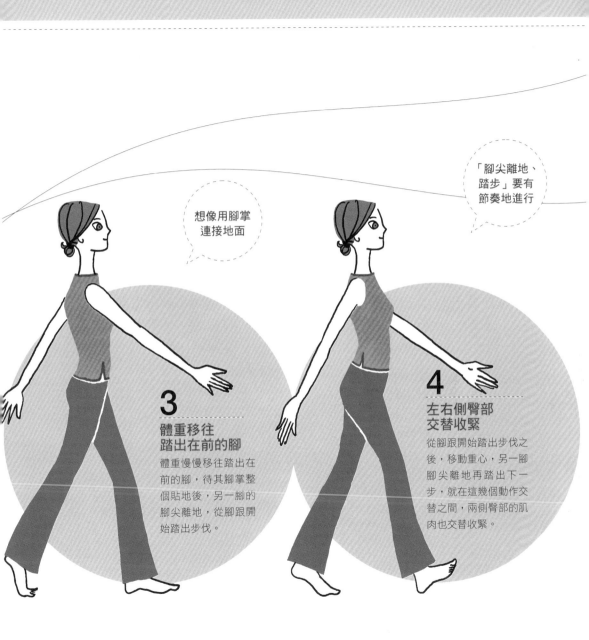

想像用腳掌
連接地面

「腳尖離地、
踏步」要有
節奏地進行

3
體重移往
踏出在前的腳
體重慢慢移往踏出在
前的腳,待其腳掌整
個貼地後,另一腳的
腳尖離地,從腳跟開
始踏出步伐。

4
左右側臀部
交替收緊
從腳跟開始踏出步伐之
後,移動重心,另一腳
腳尖離地再踏出下一
步,就在這幾個動作交
替之間,兩側臀部的肌
肉也交替收緊。

從走路方法可以看出年齡

快停止這種「老化走法」！

若沒有特別意識到走路這件事，每個人都會養成一些不良習慣。然而不良習慣的累積不僅會助長骨骼歪斜，更會讓外表顯老。你是用什麼方式走路，你知道嗎？

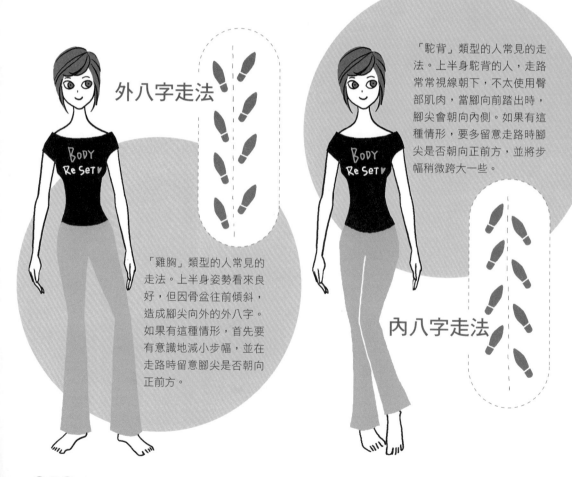

外八字走法

「駝背」類型的人常見的走法。上半身駝背的人，走路常常視線朝下，不太使用臀部肌肉，當腳向前踏出時，腳尖會朝向內側。如果有這種情形，要多留意走路時腳尖是否朝向正前方，並將步幅稍微跨大一些。

內八字走法

「雞胸」類型的人常見的走法。上半身姿勢看來良好，但因骨盆往前傾斜，造成腳尖向外的外八字。如果有這種情形，首先要有意識地減小步幅，並在走路時留意腳尖是否朝向正前方。

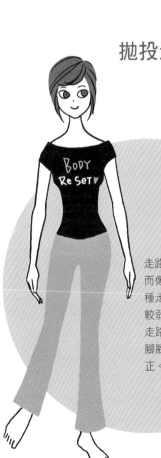

拋投走法

走路時腳不是直直往前，而像是在外側畫個弧。這種走路方式是因大腿肌力較弱而產生，要確實做到走路時腳跟先著地、另一腳腳尖離地的動作才能改正。

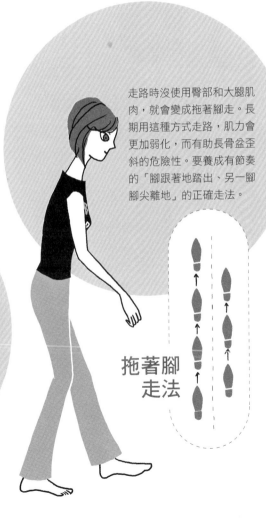

走路時沒使用臀部和大腿肌肉，就會變成拖著腳走。長期用這種方式走路，肌力會更加弱化，而有助長骨盆歪斜的危險性。要養成有節奏的「腳跟著地踏出、另一腳腳尖離地」的正確走法。

拖著腳走法

正確坐姿可大幅減輕腰部負擔！

Lesson 2
坐

用兩腳走路的人類，腰部承受了超乎想像的壓力。調查顯示，一般的壓力值為：躺臥時二十五公斤、站立時一百公斤、坐著時甚至有一百三十公斤。光是坐姿不同，骨盆和脊椎承受的負擔就有很大的改變。

坐在椅子上時

Good!

Bad!

快停止這種坐姿

腰、膝蓋、腳踝呈90度

為了減少腰部的負擔，也為了坐姿好看，坐著時上半身與大腿、膝蓋、腳踝的角度都要呈90度。如果椅子有椅背，臀部要坐到靠近椅背之處。需要長時間坐著時，椅子的高度要能讓下半身保持這樣的角度才算理想。

椅背和身體之間盡量不留空隙

蹺腳

有蹺腳習慣的人，骨盆和脊椎歪斜的可能性很大。特別是一直蹺同一隻腳，或蹺腳時腳踝緊緊往內壓，都很容易讓骨盆產生歪斜，請立刻改正這個習慣。如果坐下時盡量坐滿椅墊、把背肌伸直，就不太會想蹺腳了。

椅子坐得淺

椅子坐得很淺，腰往後陷、兩腳開開向前伸，有這種坐姿的人，骨盆容易往下掉並打開，腹肌也容易弱化。長期持續這種坐姿，不僅會助長骨盆的歪斜，腹部周圍也容易囤積脂肪，造成下半身肥胖。

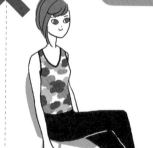

坐在地板上時

Good!

Bad!

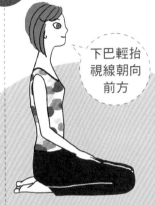

下巴輕抬
視線朝向
前方

腹部緊收、
腰部挺直地坐

直接坐在地板上時，不論
什麼姿勢都會為腰部帶來
負擔。不過，跪坐能讓骨
盆較為輕鬆，採取這種伸
直背肌、收緊腹部、挺直
腰部的坐姿，比較不容易
感到疲累。

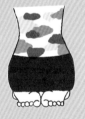

腳趾不要重疊

跪坐的時候腳趾平放，如
果兩腳腳趾重疊，骨盆易
往在上方的那一側上揚，
導致歪斜。這個坐姿的另
一個重點，在於上半身體
重並非全由腳跟承擔，而
能分散到整個小腿。

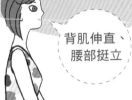

背肌伸直、
腰部挺立

想像肛門接觸地面

採取盤腿的坐姿時，重點
在於想像肛門接觸地面，
骨盆就會連帶往上提，回
到正常的位置。

引起骨盆
上下偏移

側坐時，會造成直接承擔
上半身體重的下側骨盆往
下掉、另一邊卻上揚的上
下偏移狀態。雖然是不推
薦的坐姿，但如果碰到不
適合盤腿坐的正式場合、
非側坐不可時，要不時改
變一下側坐的方向。

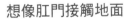

壓迫髖關節
肌力也會變差

膝蓋彎曲、臀部向後平坐
的坐姿，會讓髖關節往中
間下壓，肌肉和韌帶連帶
受壓迫，造成腰部負擔，
並有肌力弱化的可能。同
時，因為放鬆了腹肌而
容易形成駝背，也是這
個坐姿要注意的問題。

用「安眠姿勢」放鬆並消除歪斜

人最為放鬆的姿勢就是仰躺。在身體全部解放、沒有一處緊繃的狀態下安眠，能夠自動消除歪斜、偏移和疲勞。一天中的睡眠時間約占三分之一，對睡姿也加以留心，就能心情愉快地迎接早晨。

Good!

入睡前
做腹式呼吸
可幫助睡眠

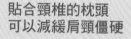

「安眠姿勢」是最自然的姿勢

雙腳打開與肩同寬、手掌朝上的「安眠姿勢」，是身體完全沒有使力，最自然的睡姿。藉由舒適的睡姿可以放鬆肌肉，消除身心緊張，具有讓一天的疲勞和肌肉僵痛、歪斜復原的重整效果。

貼合頸椎的枕頭可以減緩肩頸僵硬

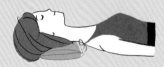

枕頭的高度，以頭枕下時額頭到下巴呈水平線為準。枕頭太高會使脖頸不自然彎曲，使頸、肩、腰部的血液循環惡化。如果還沒找到適合自己的枕頭，到專賣店諮詢也是一個方法。

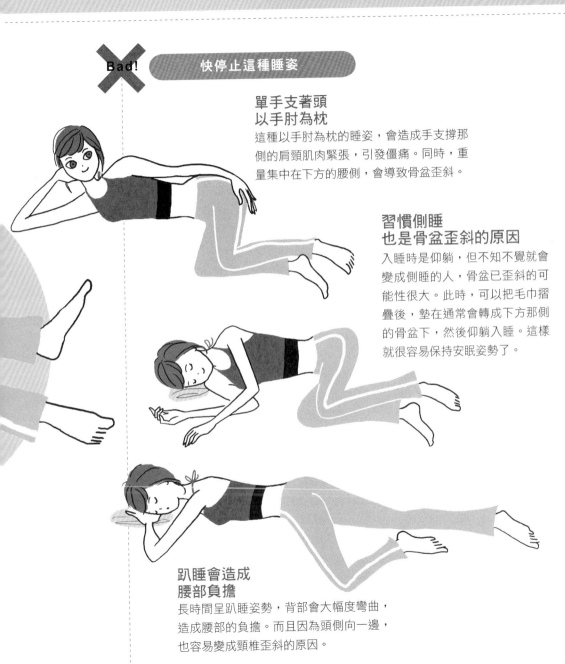

Bad!

快停止這種睡姿

單手支著頭
以手肘為枕

這種以手肘為枕的睡姿，會造成手支撐那側的肩頸肌肉緊張，引發僵痛。同時，重量集中在下方的腰側，會導致骨盆歪斜。

習慣側睡
也是骨盆歪斜的原因

入睡時是仰躺，但不知不覺就會變成側睡的人，骨盆已歪斜的可能性很大。此時，可以把毛巾摺疊後，墊在通常會轉成下方那側的骨盆下，然後仰躺入睡。這樣就很容易保持安眠姿勢了。

趴睡會造成
腰部負擔

長時間呈趴睡姿勢，背部會大幅度彎曲，造成腰部的負擔。而且因為頭側向一邊，也容易變成頸椎歪斜的原因。

影響姿勢美醜的鞋子

要預防、改善骨骼歪斜，有以下幾個必要條件：

- 隨時留意姿勢是否正確
- 盡量運用下半身肌肉
- 用正確的方式走路
- 穿著合腳的鞋子

其中，鞋子是與肌肉、姿勢、走路方式全都有關的重點
要素，為了流行或好看而勉強穿不合腳的鞋子，結果引起骨
骼歪斜的例子非常多。如果能諮詢專業建議，配合自己的腳
形選擇最適合的鞋子，就可以杜絕歪斜，成為美姿美人。

選擇合適鞋子的Check Point

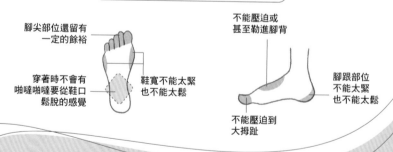

腳尖部位還留有
一定的餘裕

不能壓迫或
甚至勒進腳背

穿著時不會有
啪噠啪噠要從鞋口
鬆脫的感覺

鞋寬不能太緊
也不能太鬆

腳跟部位
不能太緊
也不能太鬆

不能壓迫到
大拇趾

part **9**

避免歪斜的
生活方式

從今天開始快停止！
NG的生活舉止

即使藉由整脊體操矯正了體能，但歪斜還是有可能因不良習慣和動作而復發。徹底改掉會導致歪斜的生活方式，才能永遠做個美姿美人！

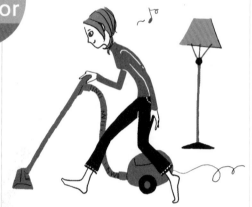

in door
在屋內

3 使用吸塵器時，總是用慣用的手

只用單手持續進行重複的工作，很容易誘發歪斜。偶爾換一隻手試試看吧！也別忘了打掃時要伸直背肌。

1 用俯臥的姿勢看書

俯臥會造成上半身彎曲，對頸、肩、腰部都造成極大負擔。也是引起肩膀僵硬、腰痛的原因。

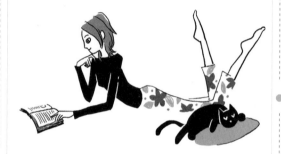

4 洗臉時膝蓋打直，只彎腰部

在身體尚未整個清醒的早晨，這種只彎上半身來洗臉的姿勢對腰部的負擔太大，很容易引起腰部歪斜損傷。

2 睡在沙發上

在身體無法伸直的地方入睡，是造成歪斜的原因之一。長時間坐在過軟的沙發上也是不好的。

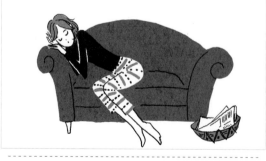

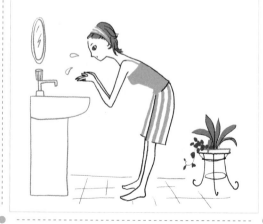

5 只用一側咀嚼

只用單側的牙齒咀嚼，會連帶養成頭往一邊傾斜的習慣，為肩頸帶來負擔。

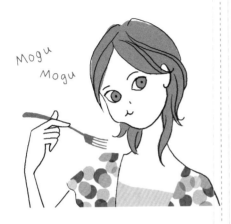

7 坐辦公桌或站著工作長時間維持同樣姿勢

長時間維持同樣姿勢，造成一直在使用的肌肉持續緊張，一直沒使用到的肌肉則持續鬆弛，而產生不平衡的狀態，招致疲勞，誘發歪斜。

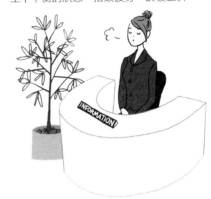

6 講電話時總是把話筒拿在同一邊

講電話時總是把話筒拿在同一邊，會造成肌肉的緊張，為肩頸帶來負擔。要習慣偶爾換手拿。

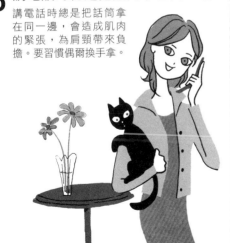

8 斜坐在桌前打電腦

集中精神進行某項作業時，卻沒有直直正坐桌前，是造成骨盆歪斜的一大原因。蹺著腳打電腦是最糟糕的例子。

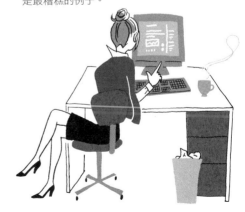

1 上樓梯時總是從同一邊的腳開始

不只是爬樓梯,如果做任何動作都是從同一邊的腳開始,很可能骨盆已產生歪斜。要習慣做動作時不侷限從左右哪邊開始。

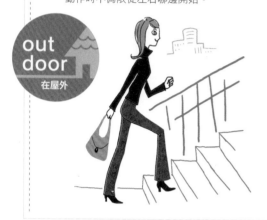

out door
在屋外

3 總是用同一隻手拿傘

長期持續慣用某一隻手拿傘、提東西,會造成姿勢歪斜,也引發僵痛,偶爾要換手輪替。

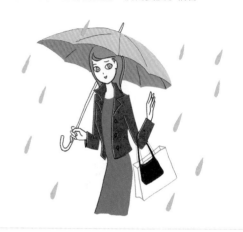

2 站立時雙腿總會交疊

雙腿交疊的姿勢,大多都是由位於後側的腿支撐體重。總是用同一邊的腿負擔體重,很容易導致歪斜。

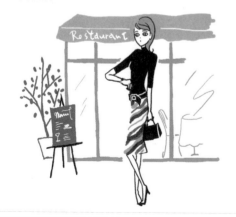

4 兩個人並肩走路時,總是站在同一側

和其他人並肩走路時,總是站在同一側,頭往固定的方向轉,也是造成僵痛和歪斜的原因。

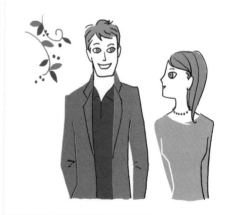

5 用單手提重物

單手提過重的物品會造成負擔,讓左右失衡。碰到這種情況,最好將物品分裝兩袋,兩手一起提。

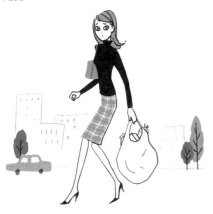

6 習慣雙手在胸前交疊

雙手交疊時,身體往前傾、背拱成圓形,很容易變成駝背。要養成背肌伸直,視線向前看的習慣。

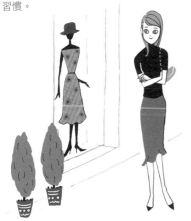

7 常練高爾夫球、網球等運用單側身體較多的運動

這類大量使用慣用手那側的肌肉,也總是向同一個方向揮動的運動,對於脊椎和骨盆的影響要多加考慮。運動結束後,身體要做充分的伸展。

8 開車時背部沒有靠在椅背

在背部沒有依靠的不安定狀態下開車,對腰部的負擔過大,也很容易有駝背情形。

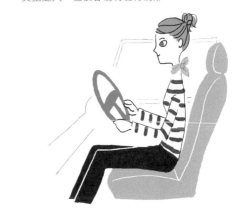

身體文化 88

整體美——整脊塑身DIY

作　　　者—谷玉惠
譯　　　者—姚明珮
副總編輯—心岱
主　　　編—郭玢玢
編　　　輯—凱西
美術編輯—楊芳宜
日文版書籍設計—野村里香、川上範子（node）
插　　畫—里見敦子
日文版編輯—關根利子
專案企劃—艾青荷
校　　對—凱西
董　事　長—孫思照
發　行　人—莫昭平
總　經　理
出　版　者—時報文化出版企業股份有限公司
台北市 10803 和平西路三段二四○號三樓
發行專線—（○二）二三○六—六八四二
讀者服務專線—○八○○—二三一—七○五、（○二）二三○四—七一○三
讀者服務傳真—（○二）二三○四—六八五八
郵撥—一九三四四七二四 時報文化出版公司
信箱：臺北郵政七九～九九信箱
時報悅讀網—http://www.readingtimes.com.tw
電子郵件信箱—ctliving@readingtimes.com.tw
法律顧問—理律法律事務所 陳長文律師、李念祖律師
印　　刷—盈昌印刷有限公司
初版一刷—二○○八年七月七日
定　　價—新台幣二○○元

◎行政院新聞局局版北市業字第八○號
版權所有　翻印必究
（缺頁或破損的書，請寄回更換）

國家圖書館出版品預行編目資料

整體美：整脊塑身DIY / 谷玉惠著. 姚明珮譯.
— 初版. — 臺北市：時報文化, 2008[民97]
　　面；　公分. -- （身體文化；88）
　ISBN 978-957-13-4880-3（平裝）

　1. 整脊　2. 塑身

413.99　　　　　　　　　　97012458

BODY RESET SEITAI-YASERU!KIREI NI NARU!FUCHOU KAISHOU!
Copyright ©2005 by TANI Tamae
All rights reserved
First published in Japan in 2005 by Shogakukan Inc.
Complex Chinese translation rights arranged with Shogakukan Inc.
Through Japan Foreign-Rights Centre/Bardon-Chinese Media Agency

ISBN：978-957-13-4880-3
Printed in Taiwan